JN154964

ホリスティック医療で
心がスーッと軽くなる

うつ・心の病気

本気で治したい
あなたに贈る本

しのだの森ホスピタル院長
信田広晶

現代書林

はじめに

まだ皆さんの記憶に新しいことと思いますが、ストレスチェック制度の職場への導入が厚生労働省(以下、厚労省)より発表されたのは、昨年暮れのことです。メンタルヘルスの問題もついにここまで身近なものになってしまったのかと実感させられたニュースでした。

では、なぜいま、ストレスチェック制度なのでしょうか?

ストレスの多い現代社会といわれて幾久しくなりますが、そうなった背景としては、うつ病や不安障害などのストレス性疾患にかかる患者さんが著しく増えたという事実があげられると思います。

厚労省が行った「患者調査」によれば、1990年代には43〜44万人でほぼ横ばいだったうつ病/躁うつ病の患者数は、2002年には71万人、05年には92万人、08年には104万人と、この10年でおよそ2・5倍にも増加しています。また、それまで年に2万3000人前後で推移していた自殺者が急激に増加して3万人を突破したのは1998年のことで、それからは毎年3万人以上の方が自殺をされているという不幸な事態が続いています。

パニック障害、社交不安障害などの不安障害についても、外来を受診する患者さんの数を見ると明らかに増えていることがわかります。

注意しておきたいのは、これらのストレス性疾患が20代後半から40代にかけての働き盛りの世代に増えているということです。休職と復職をくり返し、生きる屍のようにさまよう悲惨な人も少なくありません。企業側からみても、貴重な労働力の損失となっています。

彼らに、一体何が起こっているのでしょうか。

いま若い世代にとって、世の中はとても「生きづらい」ものとなっています。

自分の人生を切り開いていく自由はあるものの、夢や希望を抱くのが簡単ではない現実があります。核家族が当たり前になり、地域のコミュニティもなくなり、会社や職場はファミリーではなくなりました。人間同士のコミュニケーションが、急激に希薄になってしまったのです。一方でゲームや携帯やコンピュータを介したバーチャルな人間関係が主流となり、心温まるような触れ合いは、もはやどこにも見当りません。

表面的には明るく盛り上がっていても、個々の心のなかにはどうしようもない「孤独感」が宿っている、そんな実感がとくに20代～30代の若い人たちには強いのではないかと思います。

加えて、仕事において成果が求められる時代でもあります。IT化が進み、求められるハードルはどんどん高くなっていますので、「やるしかない」と自分に言い聞かせて無理をします。困難を親身に聞いてくれる上司も同僚もいません。そんな状況が続いてうつ病などのストレス性疾患を発症し、出社できなくなる人が増えているのです。

パソコンが急速に普及しはじめたのは、90年代後半に「ウィンドウズ98」が登場し、コンピュータを誰でも扱えるようになってからです。うつ病の患者数や自殺者がこの時期を境に急激に増えていることは、偶然の一致だけとは言えない気がします。21世紀になって患者さんが爆発的に増えた背景には、現代社会の激変が少なからず影響しているのです。

うつ病や不安障害といったストレス性疾患を治療するには、このような患者さんのバックグラウンドに注目することが不可欠です。

ところが、いまの日本の精神科医療は、こうしたストレス性疾患の背景にあるものをきちんと見極めて、適切な対処ができているといえるのでしょうか。私にはそうは思えません。

実際、「心の病気だから抗うつ薬を、不安がイヤなら抗不安薬を」と、安易にたくさんの薬を出しすぎています。そのせいでいっこうに治らないばかりか、副作用で頭のなかが混乱をきわめ、心身のリズムを喪失してしまっている患者さんは少なくありません。

いま、うつ病やパニック障害は「治らない病気」のように思われているようです。「それでも命に直結する病気じゃないからしかたない」「薬を飲みながら上手に付き合っていけばいい」、そのように考えている医師や患者さんが多いのかもしれません。

しかし、それではストレス性疾患というものをあまりにも軽々しくとらえすぎです。非常に危険だと思います。

うつ病も不安障害も、一人ひとりの患者さんの状況をていねいに理解し、その人が喪失している本来の自分自身を取り戻すことを治療目標として、薬だけではなく全人的（ホリスティック）な視点でサポートしていく必要があります。逆に、そのようなアプローチをすれば、どのように重い心の病気を抱える患者さんも、長期にわたって苦しんでいる患者さんも、回復していけるのです。

いま必要なのは、患者さんの「心に響く」治療です。その患者さんが求める「癒し」が得られる医療です。病気を診るのではなく一人ひとりの患者さん全体を診て、その心を診て、その患者さんが「治る方法」を探していくことです。薬はその補助にすぎません。

治らないストレス性疾患はありません。あきらめてはいけません。

そう断言できる理由を、本書で述べてみたいと思っています。

2016年7月

信田広晶

目次

第1部

「心に響く医療」が「治る力」をはぐくむ

PART 1 いままでの治療に足りないもの

PART 2 薬漬け医療は、なぜ起きたのか？

PART 3 なぜ、ホリスティック医療なのか？

ホリスティック医療のいろいろ

第2部 症例で見る心の病気の治し方

PART 2 双極性障害（Ⅱ型）

PART 3 パニック障害

PART 4 社交不安障害

PART 5 強迫性障害

エピローグ

言霊の力を信じて

※本書で紹介する症例は、患者さんのプライバシーに配慮して人物の特定ができないよう、一定の改変を加えております。予めご了承ください。

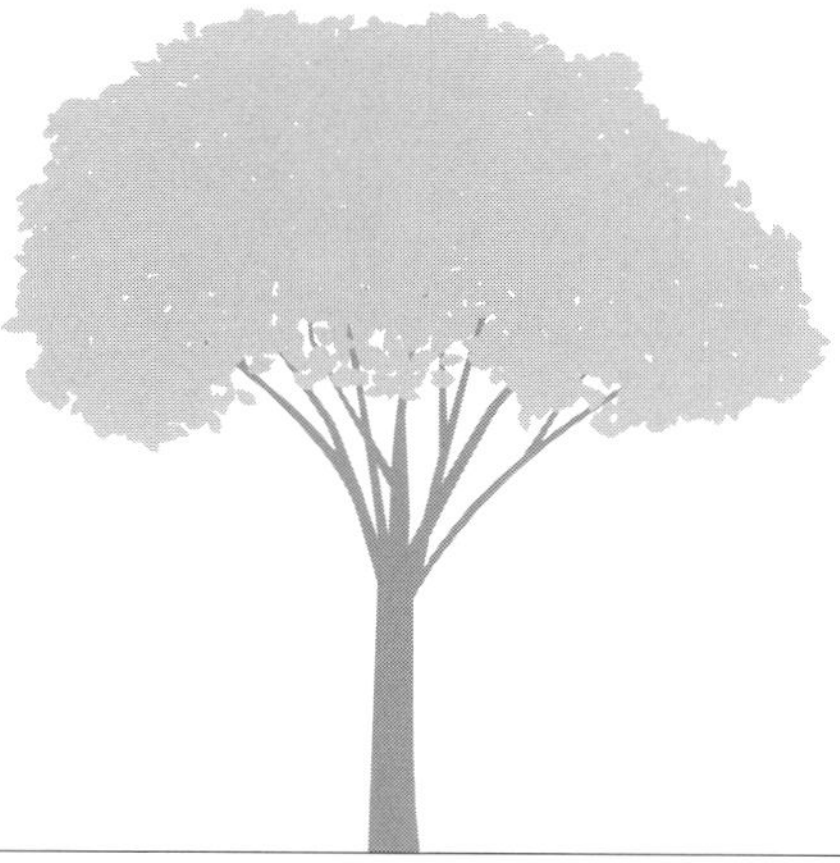

プロローグ

「治す治療」を実践しなければならない

うつ病人生を歩んでいた、元キャビンアテンダントの復活

30年以上も抗うつ薬を飲み続け……

木谷令子さん（仮名・61歳）は、元大手航空会社の国際線キャビンアテンダントでした。女性にとっては花形の職業です。当時は容姿端麗だったことでしょう。男性からも、モテたにちがいありません。

26歳で結婚して仕事は続けていましたが、翌年に妊娠し、休職しました。ところが出産後にうつ病になってしまい、結局そのまま職場復帰できず、退職してしまったのです。

令子さんにとっての生きがいとはずっと、「輝いている自分を見てもらうこと」でした。しかし、それは家庭に入って出産、子育てとなれば望むべくもありません。うつ病となり言葉で表せない寂しさの中で、世間から隔離された孤独な悶々とした日々を過ごしていたのです。

令子さんはその当時から現在まで、抗うつ薬をずっと飲み続けています。たまたまこの

年齢になって当院のことを知り、受診することになりました。

令子さんはいまや、輝く自分などあきらめきってしまっているようでした。自分らしさを抑え込み、若いころの生き生きとした自分など「なかったもの」として、淡々と毎日を送っているのです。それはそのまま、令子さんの抑うつ状態につながっていました。キャビンアテンダントを辞めてからずっと、そして現在も、令子さんは「うつ病として生きる道」に甘んじてきたのです。

私は、いかに長期にわたりうつ病に苦しんでいたとしても、人は自分らしさを取り戻すことにより再び自分らしく輝けると信じています。これは私の治療ポリシーでもあります。令子さんの心も必ずまた輝ける日を迎えることができると考え、ストレスケア病棟での入院治療をスタートしました。

喪失していた「自分」を取り戻した!

まず、イメージ療法です。国際線キャビンアテンダントとして各国を飛び回り、輝いていたころの自分を思い出し、イメージしてもらいました。また、アートセラピーも行いました。自分の中にたまっているものを、決して抑制することなく自由に、絵画などに表現してもらうのです。

あるいは、森林でさわやかな空気を吸いながら歩いてもらい、自然そのものの姿を五感で感じてもらいました。そして「自分は自分のまま、あるがままの自分でいいんだ」ということを思い出してもらいました。

このようにしてストレスケア病棟での入院生活を続けていると、令子さんの中に少しずつ変化がみえてきました。少しずつ自分らしさを取り戻していったのです。

退院後は、何十年ぶりかで銀座の美容室へ行ったようです。外来に来た令子さんはおしゃれに着飾っていて、まったく別人のようでした。

「おかげさまで、ようやく外に目を向けることができるようになりました」

そう言っていました。

もう60代ですから復職は難しい。そこで令子さんは「絵の勉強をしたい」と、意欲を語ってくれました。いまはカルチャーセンターが主催する絵画教室に通っていて、それがものすごく楽しいと喜んでいます。

子どもを産んで以来30年以上にわたって、うつではなかった時期が一瞬たりともなかった令子さんの人生。抑うつ状態は、心身にしみついて当たり前のものになっていたことでしょう。自分を見失い、うつ病としての人生に甘んじてきた令子さんでしたが、63歳でようやく自分を取り戻したのです。令子さんは、こうも言いました。

「昔に戻りました。生まれたときの自分に戻りました。これが本当の自分だったということを思い出しました」

これは眠っていた本性の復活です。自分らしさ、尊厳、あるいは自尊心の回復です。

患者さんがそこにたどり着くことが、現代の心の医療には求められているのです。

これこそ、私が追求している真の心の医療です。

「癒し」の治療を追究

「心の医療」が必要としているのは「薬にまみれた、薬だけの治療」ではなく、また機械化された高度な医療技術でもありません。薬も技術も大切ですが、それは全体の治療の一つの歯車にすぎません。

薬にも技術にも一応の「答え」がありますが、そこだけに頼ってしまえば、人間の「心」

に起こるさまざまな問題を根本から解決する医療はできません。

心のいちばんの薬は、「癒し」です。心からの「癒し」を得られれば、患者さんは本来の自分を取り戻し、その結果として、自然治癒力が働き、うつ病などのストレス性疾患は自然に良くなっていくのです。心を病んでしまったどのような患者さんも「癒し」の力により、薬漬けになることなく心の健康を回復することができます。

それは間違いないことです。なぜなら、うつ病のまま生まれてくる人はいないからです。うつ病は、気分の波がダウンした状態。「ダウンしている」ということは、見方を変えれば「次にアップする」ということです。そのきっかけを見失っているだけです。

パニック障害も、強迫性障害も、社交不安障害も、同様です。元々、そうなっているわけではありません。だからストレス性疾患はみな、「癒し」の力によって自然に本来の自分の姿に戻っていくことにより、改善していくものなのです。くり返しますが、薬はそのための補助にすぎません。

しかし残念ながら、いまの精神科の医療においては、患者さんの「癒し」が真剣に考えられることはほとんどありません。

国内での精神医学関連の学会報告を見る限り、うつ病の寛解（注1）率（初期治療における完全寛解率）は約30〜40％、パニック障害は40〜50％といわれています。「癒し」の力、すなわち自然治癒力を重視したホリスティックアプローチに基づく当院の治療では、うつ病の寛解率は約80％、パニック障害では95％にも達しています。ここに、一つの答えがあると私は思っています。

本論に入る前に、なぜ私がホリスティック医療をベースとした「癒しの治療」を行うようになったのか、簡単にご紹介しておきたいと思います。

※（注1）寛解：病気の症状がほぼ消滅した状態が継続すること。うつ病では、家事、就労、就学が病前レベルまで回復しているかを目安とする。

規格外の精神科医になろう

心の病気は治らない？

私が院長を務めるしのだの森ホスピタル（以下、当院）は、精神科医だった私の父が1

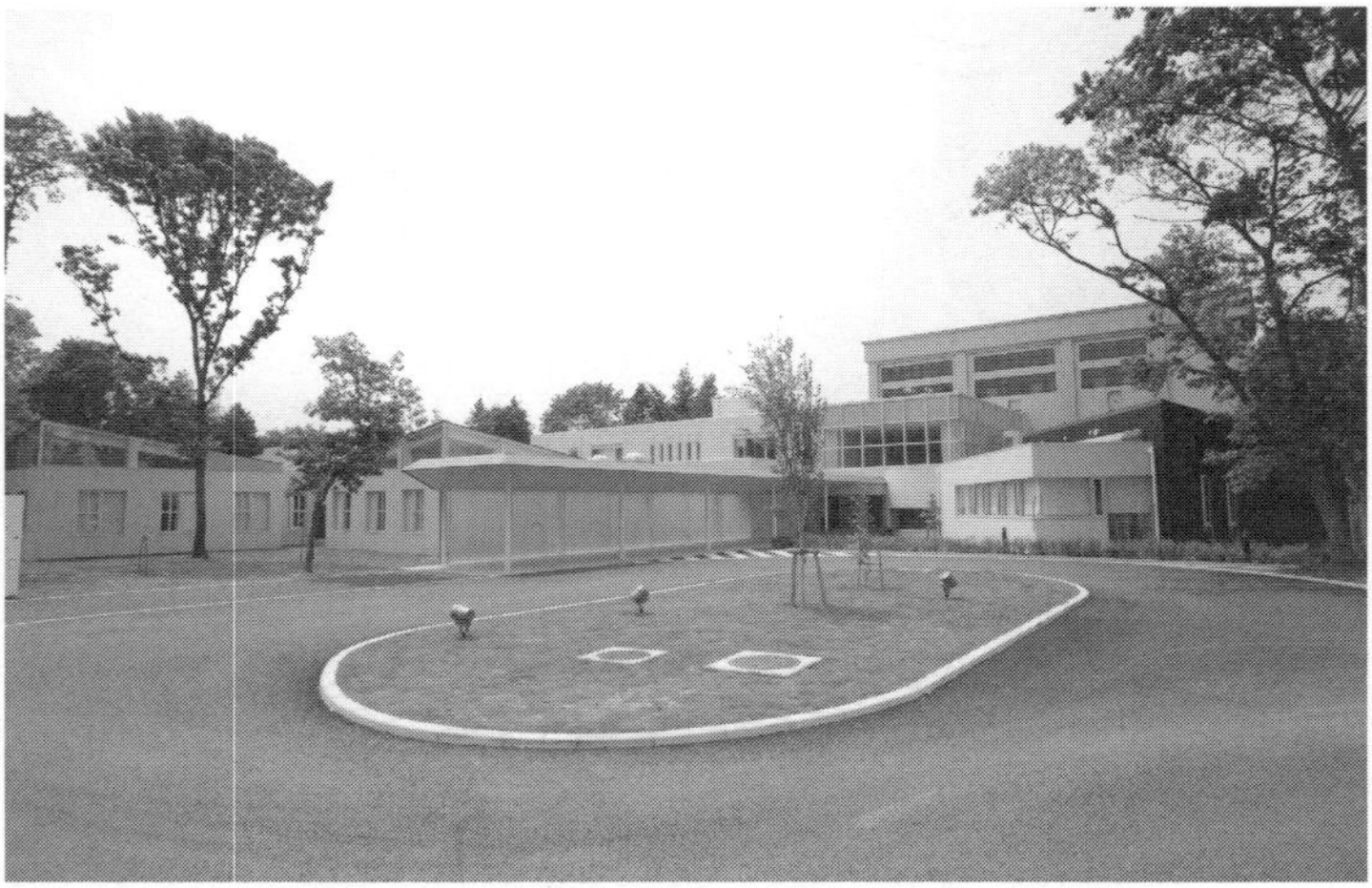
自然に囲まれた立地にあり、周りの環境に溶け込む低層建築を採用

969年に設立したものです。その当時は、昔ながらの精神病院でした。私はそこに2000年から赴任し、「癒し」と「おもてなし」を理念とした病院づくりに取り組んでまいりました。

2004年にはホリスティック医療への取り組みをスタート、2007年にはうつ病や不安障害を抱える患者さんが安心して入院できるストレスケア病棟を開設しました。このストレスケア病棟は、医師だけでなくさまざまな職種がチームで医療を実践していくホリスティック医療の土台ともなっています。

実は私自身、当初は精神科医になるつもりはありませんでした。精神科では「心の病気は治らない」と信じられていたので（現在ではそんなことはないと思いますが)、精神科の医師ができることに限界を感じていたからです。精神医学が何を目的とした医療を行っているのかが、私には理解できなかったのです。

ただし、大学で心理学を勉強したこともあり、人間の心の動きには関心がありました。現在でこそ心がからだに及ぼす影響は科学的に証明されていますが、当時は「心」というのはもっとワケのわからない曖昧なものでした。しかし、心が私たちのからだに少なからぬ影響を与えていることを理解し、心の症状は癒されることによって軽減していくことに気づいた私は、これからは薬だけに振り回されない「心に響く医療」が重要になってくると考えて、精神科医の道を歩み始めたのです。

私に火をつけた、患者さんの一言

大学病院の精神科で、勤務医をしているときのことでした。

大きい病院では、入院している患者さんの主治医がコロコロと変わります。研修中の若い医師に経験を積ませるために、医師のローテートがあるからです。

当時は精神科の病棟には経過が良くならないままに、何年も入院を続けている患者さんが少なくありませんでした。半分あきらめの心境だったのでしょうか、新任の私が新しく主治医としてついたとき、その患者さんはぽつりとこう言って苦笑しました。

「先生は、ぼくが入院して13人目の主治医なんだよ」

その表情からは、「いままで12人の先生がやって来てコレなんだから、先生にも別に期待はしてないですよ」といった気持ちが読み取れました。「12人の先生とあなたは、何がどう違うの？」と訊ねられたように思えたのです。

私にはもちろん、精神科医としてのプライドがありました。また、12人も先生が変わったのに患者さんは何も変わらず相変わらず入院したままという状況に、「このままではいけない」という、メラメラとした使命感のような気持ちが突然湧いてきたのです。新しく担当になった患者さんが最初につぶやいたこの一言で、私自身に火がついたのです。

私は、これまでの先生方とは違うことをやりたい、ということを患者さんと話しました。「私がなんとかしますよ！」というメッセージをしつこく送り続けました。

やがて患者さんは私を受け入れるようになり、患者さんの心に少しずつ入っていくことができるようになりました。そして、ゆっくりとではありますが、問題は徐々に解決していったのです。このとき私は、病気ではなく人間を診ることが心の医療ではいかに重要なのかを、確信しました。

「うつ病治療」という決まりきった頭で患者さんを診ていては、人間を診ることはできませんし、何の解決にもなりません。一人ひとりの患者さんを人間として新鮮な気持ちで診て、心の中に安心感をもたらすことが重要なのです。

そうした治療を実践していくと、何年も言葉が出なかったような患者さんがしゃべれるようになったり、長年のうつ病の患者さんが寛解となって退院したり、ということが起こってくるのです。

精神科が扱う疾患は、何もわかってない

精神科の扱う疾患というのは、検査で診断できるものではありません。

胃が痛いと来院する患者さんには、胃カメラを実施し、胃潰瘍があれば診断は確定します。糖尿病の疑いがあれば、血液を採って血糖値を調べれば診断がつきます。

しかし、うつ病や不安障害のようなストレス性疾患も、統合失調症のような精神疾患も、

脳のどこを調べてもはっきりとした異常は見つかりません。その病気を確定するための生化学的な検査法・診断法もないのです。

私たちの精神とか心というものは、まだまだ科学ではわからないことだらけです。これから解明できるのかどうかも、わかりません。その正体がわからないのだから、病気もわからないのが当然です。私は「精神医学はほかの医学の感覚からみれば19世紀状態だ」と、よく言います。それくらい、この世界ではわかっていないことが多いのです。

では、精神科医はどうやって診断しているのかというと、患者さんや家族から困っている症状や行動を聞き、患者さんの表情や様子などを見て、心理テストや知能テストも行ったうえで、最終的には過去の臨床経験から病気を類推するしかないわけです。

精神科疾患の国際的な診断基準として、米国精神医学会が作成した「DSM5」というものがあります。しかし、精神科疾患の定義がそもそもあいまいな部分があり、また患者さんの個人差も大きいため、最初から決定的に線を引くような診断はできません。医師がいろいろな可能性を考えながら見当をつけ、薬を処方し、その反応によって最終的な診断を下していく、というような面もあります。

精神科医の診断がまちまちになることが多いといわれるのは、このような精神科という領域の難しさに原因があります。だからこそ精神科疾患では、よりセカンドオピニオンを求めることが大切なのです。

当院にも、おかしな病名をもらって見当違いの治療を何年も続けていた、という患者さんがよく来院されます。つい最近のことですが、統合失調症と言われて10年間も薬を飲み続けている患者さんが入院しました。その方は「うつ病」でした。飲んでいた抗精神病薬をやめ、うつ病の治療を行ったら、2週間で頭の重さが取れて退院されました。

私はなぜ統合失調症という診断になったのだろうと、患者さんに訊ねました。どうやら、その患者さんのお母さんが統合失調症だから、というのがいちばんの理由だったようです。かなり迷走した診断だと思いますが、精神科疾患をたくさん診ているとワケがわからなくなることは、たしかにあり得ることなのです。というのは、統合失調症、うつ病、不安障害、アスペルガー症候群などの精神科医が扱う疾患は、それぞれまったく違う病気にもかかわらず、患者さんに現れる症状が似ていることも多いからです。

視野が狭い先生にかかってしまうと、思い込んでしまった誤診を何年も修正できないいま同じ治療を続けられてしまう、その危険はいつもあると考えなければいけません。

ストレス性疾患は社会が生んでいる、という見方

ストレス性疾患は、時代とともに変化している

いまの精神医学、とくにストレス性疾患の診断と治療において最も問題と思われるのが、新しい疾患に対する認識のズレです。

精神科疾患はほとんど解明されていないものばかりで、病気の定義そのものもあいまいな部分が多いと述べましたが、さらに「時代とともに変わっていく」部分が大きいことも特徴です。病気についての理解が時代とともにコロコロと変わりますし、また疾患自体が時代とともに変わってきたり、まったく新しい疾患が現れたりします。

精神科医は、医学部で学んだ知識だけでは、診察室にやって来る実際の患者さんを診療することはできません。自分の経験と常識で漫然と治療を続けていれば、まったく意味のない時代遅れの治療を患者さんに強いることになります。常に「現代」という時代を見て、目の前に現れる疾患を考えていかなければなりません。勉強が欠かせないのです。

「新型うつ」というカテゴライズは危険

たとえば、うつ病です。SSRI（注2）に代表される優れた抗うつ薬が登場し、治療法もある程度確立されてきました。ところが、最近は20～30代の若い世代に、従来のうつ病とは少し異なる「新型うつ」と呼ばれるうつ病が急速に増えてきました。抗うつ薬を投与しても、うまく効果が現れないタイプのうつ病です。

ところが、そのことを知らない精神科医も多く、効かないからといって抗うつ薬を何種類も処方してしまい、そのせいでさらに調子を悪くしてしまう、ということが多いのです。

本論で詳しく述べますが、私は「新型うつ」と定型化してネーミングし、「現実に向き合えない弱い若者」みたいな評価で、ただ安易に薬を出すだけの風潮は非常に危険だと考えています。これも社会が生んだ現代型の心のトラブルであって、病状的に重く見えなくてもしっかりと患者さんと向き合って治療していく必要があります。

「新型うつ」のような病態は、現代社会の矛盾によって生み出された側面が強いので、薬物一辺倒で治療しようとしてもうまくいくはずがありません。「どうしてこの患者さんはそうなってしまうのだろう」という問題意識を持ち、個々の患者さんの内面（心）と外面

（社会や環境）からよく考え、それぞれのケースに応じて心理的にアプローチしていかないと、根本的な解決にはなりません。

ストレス性疾患は多様な現代社会を映し出す「鏡」ですから、臨機応変な対応が不可欠です。しかし現実には、「この病気にはこの薬」というように、抗うつ薬や抗不安薬などが自動的に処方されて終わり、というケースが非常に多いのです。

精神科の主治医が12回変わっても良い兆しが見られなかったのは、そのような硬直化した治療の考え方が依然として続いているからだと思われます。
※（注2）ＳＳＲＩ：選択的セロトニン再取り込み阻害薬の略称。現在最もよく使われている代表的な抗うつ薬で、セロトニン神経終末におけるセロトニンの再取り込みを阻害することで、抗うつ効果を発揮する。うつ病のみならず、不安障害など幅広い効果を有する。

「病気」ではなく、「人」を診る

いまでも精神科では「治らない」ことを前提に、治療が行われている面があります。それは精神科医療の大きな矛盾です。その裏には「病院経営」という無視できない面があり、精神科医が理想とする治療を実践したいと思っても時間や経費の制約からできないという現状があることも確かなことです。

しかし「治らない」ことを前提に行われている薬物治療は、患者さんの負担を大きくするだけです。「この病気はたいてい治らないんだけど……」と、治療を始める前から患者さんに宣言してしまうことは、患者さんにどれだけの絶望感を与えるでしょうか。そのストレスだけで、治るものも治らなくなってしまうように思えます。

くり返しますが、精神科医こそ、人を診る医療を目指さなければいけません。病気のことが科学的に十分解明できていない領域ですから、病気だけを診ていれば迷って薬が増えるばかりです。

とくに現代は「自己不確実性」の時代で、自分自身がどういう存在なのかを、社会が決めてくれるようなことがほとんどなくなりました。自由といえば自由ですが、では自分とはどういう存在で、どう生きていけばよいのか迷ってしまったとき、どこにも答えはないのです。ストレス性疾患の患者さんは、そこに大きな「不安」を抱えています。

少し難しい言葉でいうと「アイデンティティ」を持ちにくい世の中になってしまったのかもしれません。それがないために、人に合わせて生きていくなかで、ちょっとしたことが大きな劣等感に結びついたりします。「ああ、自分はだからダメなんだ」と、常に考えながら生きています。実際「自分に自信がないんです」と言って病院の外来に来る若者がとても増えています。

ストレス性疾患が増えている背景には、現代のこうした状況があるのです。これではいくら病気に注目して投薬ばかりしても、良くなりません。医師には、その個人としての患者さんの人生をみてあげることも必要なのです。個々の患者さんがどこに不安を感じているのかを見い出し、それはどのような「癒し」によって解消されるのか。その患者さんの心に響くのは、どういうことなのか。そこがすべてのスタートになると思います。

結果を出せる治療にこだわる

治らない「うつ病」はない

「どこに行っても、うつ病が治らない」と嘆く患者さんが、たくさんいます。

精神医学界でもうつ病が「完全に治るのは難しい」というのが常識になっている状態です。実際、仲間の精神科医と話していても、やはり「どこへ行っても治らない」と訴え来院するうつ病の患者さんは多いけれども、「それならウチでも無理ですからと、謙虚な気持ちでお断りしています」という先生がほとんどです。

精神科医は、「治らないものは治らない」という考えの中にいるわけです。

でも、私はそうは思いません。「治らないうつ病はない」というのが、私の基本的な考え方です。当院のうつ病患者さんの寛解率は約8割程度です。それでも2割の方は難しい状況なのですが、その2割の患者さんにしても「治らない」ということはあり得ないと思っています。

なぜなら、前述のように、うつ病は人間の本来の健康状態ではないからです。人間のからだには、もともと健康な状態に戻ろうとする力が自然に働いています。いわゆる「自然治癒力」です。その治癒力が発揮されるようになれば、いかに長期の重いうつ病でも回復に向かうようになります。つまり、治る可能性はいつでもあるわけです。

「うつ病は究極的に言えば、単なる気分の波」です。それは単なる気分の波以上のものでもありません。誰でも気分は上がったり下がったりしてバランスを取っているのですが、うつ病の患者さんはそのバランスが取れなくなってしまっただけなのです。自然の状態に戻ればバランスは取れ、必ず波は消えていきます。つまり治ります。例外はありません、ということです。

治らない病気はありません！

精神科の医師には、「治らないのが当然なのだから、患者さんがうまく生活できるように、さらに悪くならないように病気をコントロールしてあげるのが私たちの役割だ」という意識があります。

昔から精神医学が専門に取り組んできた統合失調症という病気は、かつて「精神分裂病」と呼ばれていました。その「分裂」という言葉の響きが偏見的だということから、現在の名称になりましたが、もっと以前の昭和の初期には「脳病」といわれていたようです。よくわからないけど脳という臓器がダメになってしまう病気、とされていたのです。また、「早発性痴呆」などと呼ばれたこともありました。痴呆というのはその状態が固定されているという意味合いが強く、「治らない病気」と決めつけた病名として扱われていたわけです。治らないことを前提とした取り組みです。

たしかに、現在も統合失調症は治癒困難な病気とされています。そのような精神医学の独特の伝統が、「治らなくてもいい」という悪しき風土を産んだのかもしれません。

しかし、それはおかしいのではないか、ということが、私の精神科医としての原点でした。「治らないのが当然」という考え方には、絶対に同意できない無力感しか感じられないからです。「どこへ行っても治らなかった」「治らないと言われた」と言って来院する患者さんに対して、私が「いやそんなことはありません、治らない病気はありませんよ」と言うのは、患者さんを勇気づけて安心感を与える意味もありますが、同時にそう言うことによって精神科医としての私自身を鼓舞している面もあると思います。

「治らないことはないんだから、治す治療をやらなければいけないんだ」と、新しい患者さんに出会うたびに自分の原点に立ち返っているのです。

そのベースとなる治療は、薬物療法ではなくホリスティック医療です。

チームで提供するホリスティック医療

私は、薬物療法を否定しているわけではありません。むしろ積極的に活用していますが、それが主となることはほとんどありません。なぜなら、心の医療では患者さんの自然治癒力を引き出すホリスティックなアプローチがより重要と考えるからです。

全人的な統合的医療には、「ホリスティック医療」や「統合医療」と呼ばれるものがあります。患者さんを性格から環境から肉体から精神（心）から、すべて丸ごとで診て、全体のバランスを整えていこうという医療です。

ホリスティック医療は現代医学の枠にとどまりません。医師や看護師だけでなく、作業療法士、臨床心理士、あるいは音楽療法士やアロマセラピストなど、多数の職種スタッフが医師と同じように患者さんの治療者となって「治る」ことに全力を注ぐ体制をとっています。このように、ホリスティック医療はチームで提供されるものですが、そんなチーム医療で不可欠なのが全体での同じ理念の共有です。患者さんが治るために同じハートを持ってチーム医療の完成度を高めていかなければなりません。ホリスティック医療は、簡単に行える医療ではないかもしれません。しかし、心の医療にはこれが欠かせないのです。

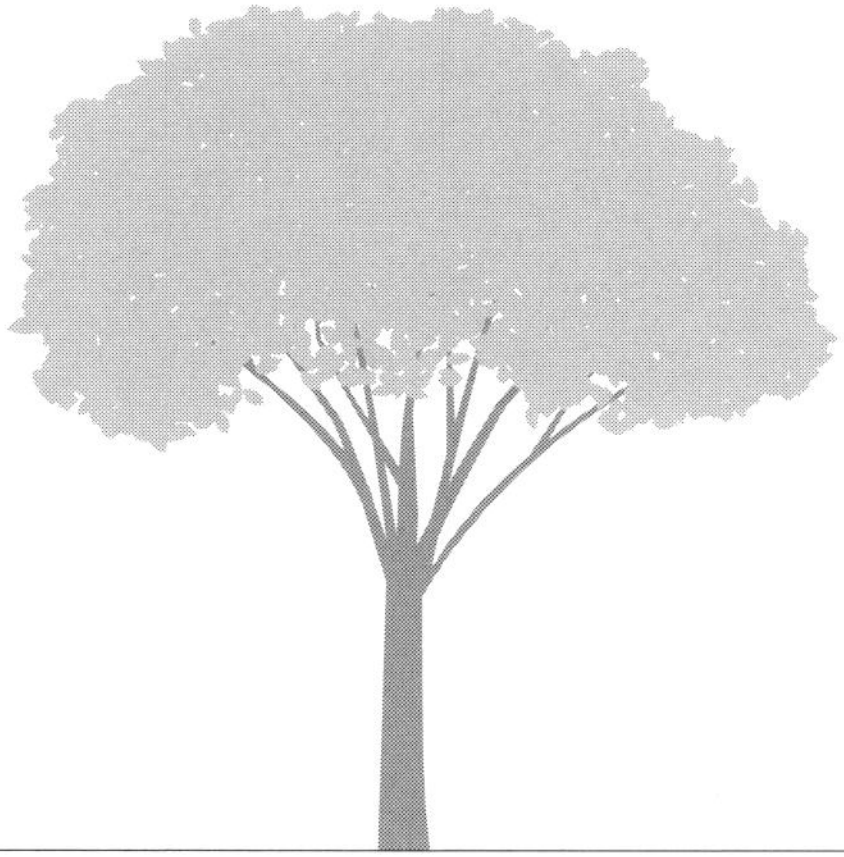

第1部

「心に響く医療」が「治る力」をはぐくむ

PART 1 いままでの治療に足りないもの

治らないのは、治療が適切でないから

ストレス性疾患で、いまいちばん多いのが「うつ病」です。うつ病になりやすい環境が現代社会に増えていることは事実ですが、患者さんが多い理由はそれだけではありません。いまの医療がうつ病を「うまく治せていない」ということも、大いに関係あると思います。うつ病の寛解率は、最終的には6〜7割といわれています。うつ病になったら、3〜4割は治らない、というのです。これは本当でしょうか。本当にうつ病の3〜4割は治らないのでしょうか。

私はうつ病の患者さんに限らず、治りにくいといわれている強迫性障害やパニック障害の患者さんにも「治らないということはありません。必ず治ります」と、最初にお話しします。それはウソをついているわけではなく、本心から言っているのです。

なぜ、一般的に、うつ病や強迫性障害は治りにくいのでしょうか。それは、治療の方法が適切ではないから、という理由につきます。適切な治療を行えば、うつ病をはじめとするストレス性疾患のほとんどは回復していき、寛解という、何も問題がなくなる状態に戻れるはずです。

では、いまほとんどの病院で行われているストレス性疾患の治療のどこに、問題があるのでしょうか。

現代医学はストレス性疾患が苦手

現代医学には、病気ごとに臓器ごとに、あるいはさらに細分化された分野があって、それぞれのスペシャリストが専門の研究を続けています。その結果、いまや細胞の中身のDNAまで解明して治療に役立てようとしています。

こうした専門性の追究は医療の大きな進歩につながりましたが、一方で生命システムの破綻から慢性的に現れてくる現代病に対しては、あまり有効な対処ができていないという問題があります。糖尿病、がん、アレルギー性疾患など、現代人が困っている病気はすべて、生命体の複雑なバランスが崩れることによって生じる全身病です。一つの結果に対して一つの原因を求めて、それをつぶしていく現代医学のやり方（治療法）では、こうした全身病の根本的解決は望めません。

うつ病をはじめとするストレス性疾患（心の病気）も同じです。

うつ病の患者さんは、複雑な要因がからまって、心の安定に必要な脳神経のバランスを崩しています。心理的な「思い込み」もあります。それは同じ病気でも患者さんごとに異なっています。その、それぞれの患者さんの心に対応していかなければ、根本治療は望めません。薬は、その根本治療をスムーズに行うために使われるべきもので、「薬で治す」という捉え方では治るものも治りません。

残念ながら、いま一般的に行われているストレス性疾患の治療は、ほとんどが現代医学的な発想で行われています。うつ病が「治りにくい病気」となった原因の一端には、現代医学の弱点が潜んでいると私は考えています。

治すためには方法にこだわらない

ストレス性疾患をしっかり治療していくときに重要になってくるのが、患者さんを全体で診ようとする「ホリスティック医療」の考え方です。

「ホリスティック」とは、いろいろな関連でできあがっている状態の「全体」を指す言葉です。たとえば生命は一つにみえますが、その維持のためには、複雑に絡み合うさまざまな部分がコントロールされて全体で一つの目的に向かって機能しています。

神経や内臓や血液といった身体的な部分ばかりではなく、心理や精神性といったことも、その人の生命に深く関連しています。

さらに、霊性といわれるような面も生命の一部をなしています。霊性とは、「スピリチュアル」といわれているものですが、私自身はその人固有に備わった尊厳のようなものだと考えています。生命はまさにそうしたホリスティックな存在であり、その生命を構成する身体面、心理面、霊性面に働きかけて健康状態に戻していこうというのがホリスティック医療です。

ホリスティック医療では、患者さんの自然治癒力を重視します。患者さんの「心」と「か

ホリスティック医療の定義

①ホリスティック（全体）な健康観に立脚する
②自然治癒力を癒しの原点におく
③患者が自ら癒し、治療者は援助する
④様々な治療法を選択・統合し、最も適切な治療を行う
⑤病の深い意味に気づき自己実現を目指す

出典：「ホリスティック医学」日本ホリスティック医学協会（編著）／東京堂出版

らだ」の内では、健康維持のためにつねにさまざまな機能が力を合わせて働いていますから、その全体を応援しようという治療です。医師や薬が治すのではなく、あくまで患者さんが「治っていく」という考え方です。

そのために、薬物療法が必要になることもあります。しかし、薬で治すわけではなく、薬が自然治癒力を引き出す引き金になる、という考えです。薬のために自然治癒力が落ちてしまうのでは本末転倒になります。

したがってホリスティック医療の立場では、現代医学の方法だけにはこだわりません。

古くから自然のなかで経験的に確立されてきた東洋医学（中医学、インド医学など）は、全体の調和を見ることを重視します。その手

法は、まさにホリスティック医療そのものです。ホリスティック医療は、現代医学よりも東洋医学に近いといえるのかもしれません。東洋医学のさまざまな治療方法も積極的に取り入れ、ときには代替療法と呼ばれる民間療法を利用することもあります。

さらに、医学ばかりではなく、心理学（臨床心理士）、栄養学（栄養士）、運動生理学（トレーナーや作業療法士）などの面からも、患者さんにアプローチします。人は音楽や動物に癒されたり、人に触れられることで癒されたりして、自分を取り戻していくことがあります。このようなさまざまな「ヒーリング」の方法も治療に取り入れることがあります。

このようにして、病気に注目してそれを排除することだけを考えるのではなく、その人の生命全体の調和を見てバランスを取り、その患者さんの自然治癒力によって本来の健康な姿に戻ってもらおうというのが、ホリスティック医療です。ストレス性疾患の治療には、この考え方が非常に重要になってきます。

画一的な治療では対応できない疾患

うつ病をはじめとするストレス性疾患がいま治りにくくなっている原因として、社会の変化とともにストレス性疾患も多様化したために、薬物療法などの画一的な治療では対応できなくなってきているということが考えられます。

たとえば、最近では「新型うつ」と呼ばれるような症例が増えています。職場ではまったく仕事にならないくらい落ち込んで精神科クリニックを受診するほどなのですが、家に帰ればケロッとして自分の趣味を楽しんだり、テレビ番組を見て大笑いしたりできるのです。うつ病で仕事ができないために休職しているのに、気分転換に海外旅行へ行くことができる患者さんもいます。

しかし、決して怠けグセのついただらしない人間というわけではなく、本人は何とか仕事に復帰したいと真面目に悩んでいるのです。

このような新しいタイプの患者さんに対して、本格的なうつ病の薬物療法を行っても、ほとんどなんの解決にもなりません。薬の副作用や依存性に苦しむだけです。

日本では昔からうつ病の患者さんが多いといわれていましたが、昔の日本人は「責任感」を背負い込んでしまって、それを果たせないことから神経衰弱に陥り、「うつ」になっていくことが多かったようです。そのころの精神科医療では、「うつ病は安静にしていれば3カ月くらいで治る」というのが常識でした。当時は、薬も満足なものはありません。

それでも、昔のうつ病というのは、仕事を3カ月休めば治っていたわけです。

また、三環系抗うつ薬という、うつの治療薬が登場してからは、副作用の危険はあったものの、そうした薬がうつ病の患者さんにはそれなりの効果を上げていました。精神科医は、「うつ病には十分な休養と抗うつ薬」という治療法を学んできたわけです。

ところが、時代が変わりました。いまの世の中は昔とは比較できないほどに価値観が多様化しているし、考え方も生き方も個人の自由という部分が多くなりました。その自由になったがために、現代の若者たちは人生の初期の段階から、主体性や責任、自律性を求められるようになりました。しかし、なかにはうまくいかず、人間関係や社会のなかで自分の身の置き場がないと感じ、抑うつに陥っていく若者もいるのです。ゆとり世代の若者たちは、主体性や責任を育む訓練を十分に受けずに大人になった人たちなのです。

そこに注目しなければ、新型うつ病にも、ほかの現代型のストレス性疾患にも対応できません。従来の発想で安易に漫然と薬を出すのは、非常に危険なのです。

現代のストレス性疾患は画一的に薬物で治療できるものではありません。それぞれの患者さんに見合った治療を模索する必要があるのです。このことを、医師は理解しなければなりません。

治療の第一歩は、自分の病気について知ること

うつ病、パニック障害、社交不安障害、強迫性障害といったストレス性疾患では、例外なく気分の落ち込み、不安、緊張、恐怖といった心の症状が現れてきます。

原因として脳内のさまざまな神経系のアンバランスが考えられていますが、それは決して画一的に起こっているわけではありません。その症状を抗うつ薬や抗不安薬といった薬物だけで修正しようとしても、そうなっている心の問題を解決しないかぎり、根本的な改善は望めません。

この現代のストレス性疾患を根本的に治療していくには、第一に患者さん自身が、それがどういう病気でどういう状態なのかをしっかり理解することが必要になります。そのうえで、自分の考え方のパターンとか対人関係のクセといったものを認識し、自分自身の頭に描かれている間違ったイメージや思い込みに気づき、それを修正していくことが必要です。それがうまくいけば、ストレス性疾患の多くは快方に向かい、良くなっていきます。

そのために欠かせないのが、個々の患者さんに対するパーソナルな診断とカウンセリングであり、認知行動療法、対人関係療法、森田療法といった心理療法です。同じ病気でも

患者さんごとに違いますから、その患者さんの個性をみて、病気の状況をみて、どのような方法で治療していくかをプログラムしていくことが大切です。

たとえば、いま認知行動療法では「マインドフルネス」というものが注目されています。これは、日常生活のなかで漫然と過去のことを思い浮かべて後悔したり不安に思ったりするのではなく、いま現在の自分自身を強く意識する、ということです。いまの自分に意識を集中することによって、あるがままの自分、本来のあるべき自分の姿が見えてくることがあります。

うつ病の人は過去のことを思ってくよくよし、そんなふうに落ち込んでいる自分を悪く評価し、またさらにくよくよするという悪循環に陥っています。それを断ち切るために、いまの自分に意識を集中するのです。ほかにも、いろいろな心理療法の方法がありますから、その患者さんにいちばん合う方法を探していきます。

自分の病気を知り、自分の考え方のパターンを知り、いまの自分を客観視してそれを修正していくことで、患者さんは回復していくのです。

患者さんの良いところを見ていく

それから「患者さんの良いところを見ていく」という視点も必要です。ストレス性疾患では個々の患者さんの問題点をじっくり聞いて、治療に役立てていかなければなりません。患者さんは、自分の困っている部分を医師に相談するかたちになります。しかし、そうすることによって患者さんは自分の悪い部分にばかり注目しますし、医師はその部分を掘り下げ、評価したり、そうではない世界を示唆したりします。医師との精神療法では、患者さんとこのようなやりとりをくり返します。

これは「病気を知り自分の状態を知る」うえで必要なことですが、自分の悪いところばかり注目しすぎてしまうために、患者さんによってはそれがストレスになって全体的な調和をくずし、かえって病状を悪くしてしまうこともあります。

そこで、病気の症状に注目するのではなく、現実の生活場面における問題解決だけに焦点をあてた「ブリーフセラピー」が効果を表すことがあります。患者さんの病的な状態についてはいったん置いておいて、その人の経験や資質や能力のなかから得意なところ、うまくいっているところを発見し、前向きに問題解決を図っていくのです。

ストレス性疾患に陥っている患者さんは、自分の悪いところを問題としているので、良いところは「当たり前のこと」として注目していません。そこを指摘してあげて、一緒に注目していくことで、その人が将来はどういうふうになりたいのか、その人の理想や希望を引き出すことが可能となっていくのです。

このような解決志向型のブリーフセラピーを行うと、それまでどうしてもできなかった「気づき」が突然できるようになって、みるみる良くなっていく患者さんもいます。その患者さんの心に響く治療方法を選択していくことが大切なのです。

役者が役づくりをするように、患者を診る

医師は病気を診ようとするのではなく、患者さんを診ようとしなければいけません。その患者さんの診かたについても、点や線で診るのではなく、球面の全体を診るように意識することが必要です。

これは、お芝居の世界にたとえることもできます。主役を張る役者さんは、その役柄について断片的に理解しているだけでは、舞台でうまく表現することはできません。この人

はこういう特徴があるけど、こんな意外な特徴もある人なんだとか、こんな面があるけれど場合によってはまったく逆の面が出てくることもあるんだというように、杓子定規では計れない人間そのものを全体で理解して自分のものにしなければ、良いお芝居はできないわけです。

私は、精神科にかぎらず、病院に通っている患者さんの何%の方がその治療に満足しているだろうかと考えることがあります。おそらく、良く見積もっても30%くらいではないでしょうか。芝居を観に行って満足した人に比べれば、半分以下かもしれません。

役者さんは役のなかの人物を見て役づくりをするのが本業で、医師は患者さんという人物を診て治療するのが本業です。そう考えると、医師はもう少し勉強し、努力する余地があるのではないかと思うのです。

精神科医は、考え方を変えるべき

人の全体を診て治療するホリスティック医療の考え方は、とくに精神科医が扱うべき「心の病気」(ストレス性疾患)の治療には欠かせません。しかし私の知るかぎりでは、精神科医よりもむしろ整形外科や産婦人科の医師が興味を持ってホリスティック医療を勉強していることが多いのです。

なぜ整形外科の医師がホリスティック医療なのか、と思うかもしれません。

たとえば、腰痛を訴える患者さんに対してレントゲンやＭＲＩを撮ってもどこにも異常が見つからない、手術できれいに治したのにやっぱり痛い、ということがあります。そのとき志の高い整形外科医たちは「実際に健康な状態になっているのになぜ患者さんは痛がるのだろう」と、そういうところから行き詰まることが多いようなのです。そこからホリスティック医療に入ってきて、たとえば患者さんにヨガを勧めるようになったり、「タッチング」という触れて癒す方法で痛みが良くなる患者さんがいることに気づいたりして、みずからの治療の幅を広げていくのです。

精神科の医師は整形外科医とは違って、そこにはないもの、絶対に見えない「心の病気」というものを相手にしています。だから最初から「病気は簡単には治らないのだ」「元々治らないものなのだ」と悲観的に考えている部分が少なからずあります。このため精神科医は、えもいえぬ無力感から自分は薬の使い手であると割り切ってしまうことが多く、ホリスティック医療のようなものに対して鈍感なのかもしれません。

心理療法などの薬物療法以外の方法も次々に標準化されていますが、日本ではなかなかそういったものに真剣に取り組む医師が少ないようです。

しかしこれには、日本の診療報酬制度も関係しているかもしれません。認知行動療法などの心理療法は臨床心理士が行うことが多いわけですが、日本では医師の医療行為でなければ保険が下りません。別会社にして自費治療で臨床心理士にやらせている先生もおりますが、経営的に簡単ではないようです。

本来、心の病気の治療においては、医師とともに臨床心理士ほかの医療スタッフがチームを組んで患者さんにあたることが求められるわけですが、それを実行するには日本では医療経済的に難しい面があります。そのあたりにも、日本の精神科医療が薬一辺倒の治療から脱却できない一因があるのかもしれません。

PART 2 薬漬け医療は、なぜ起きたのか？

医者や製薬会社が儲けたいから？

日本は世界的な薬大国といわれています。精神科においても、増え続けるストレス性疾患の患者さんに対して安易に抗うつ薬や抗不安薬が処方され、効かないとどんどん増やされていきます。その結果、多量に服用し続けている薬の副作用のせいで、心身がぼろぼろになっている患者さんが少なくありません。

当院にも、もともとこんなに病状が重かったわけではなかろうと思われるような、薬漬けになったうつ病の患者さんが時折り来院することがあります。医師は「おかしいな」と首を傾げつつも安易に薬を増やすので、何がどうなってこういう状態になっているのかわからなくなってしまうのです。こうなると完全な迷走状態で、あげくのはてに「違う病気かもしれません」と言われることもあります。これは決して特別な例ではなく、精神科医療の現場では、しばしばこういったことが起こっているのです。

精神科の薬漬け医療は、なぜ起こってしまったのでしょうか？　マスコミも、よくこの問題を取り上げています。悪い部分ばかりをあげてアンチ精神医学的な方向に行く論調をよく目にしますし、製薬会社の謀略で患者がたくさん薬を飲まされているとか、医者の金儲けのために薬が増やされているなどと決めつけられることも多いようです。

しかし、こうした見方もまた、安易だと思います。私は、この問題はもっと深いところに根っこがあるような気がしています。

プラシーボ効果をもっと重視せよ

私は、薬漬け医療の背景には二つの側面があると感じています。

一つは、精神科の医療側（医師）が「プラシーボ効果」を軽視している、という点です。プラシーボ効果というのは、偽薬を飲んでも現れる効果のことです。信頼する医師から「これは〇〇の病気に絶大な効果を発揮する薬で、〇〇のような症状はみんな良くなってしまいますよ」と言われると、それがたとえ何の薬効もないビタミン剤だったとしても、患者さんによってはその気になって実際に効果が現れることもあるのです。心が自然治癒力を動かした、とも言えるでしょう。

とくに、うつ病や不安障害というのは「間違った思い込み」のようなものから端を発して症状が形成されていることが多く、病状はその人の考え方しだいで左右されるものです。つまり、患者さんがその気になるかどうかという面も大きいのです。実際、薬を飲まなくてもカウンセリングや認知行動療法だけで良くなる患者さんもいます。

薬を飲む場合、自分の脳の状態がどうなっているのかを把握したうえで、その薬が持っている薬効をしっかりと説明してもらい、どういう作用が起こって効果が現れるのかも伝えてもらえれば、実際の薬効以上にプラシーボ効果も現れてよくなることが多いのです。それは医師への信頼があって初めて起こる現象です。精神科の医師はこのようなプラシーボ効果も重視して、しっかり患者さんと会話を積み重ね、信頼関係を築いていかなければいけないのです。

ところが、それをしないできわめて定型的に、患者さんの顔もろくに見ず、説明もしないまま抗うつ薬を出す医師が多いのです。だからプラシーボ効果など現れるわけがなく、薬が思うように効かないという面も少なからずあると思いますし、それが薬を増やす結果にもつながっているのです。

中には、薬のカタログのようなものを持ち出して、患者さんに一覧してもらい、説明もしないで「どれにしますか」と選ばせる医師もいるようです。「どれでもいいですよ」などと言われて不安になりクリニックを変えた、そんな患者さんもいます。

患者さんにしてみれば、なんだかワケのわからない薬を出されて、ただ「食後に飲みなさい」と言われても、自分がどのように変化するのか、良くなるのか、イメージできません。その気にならないのです。プラシーボ効果はまったく得られず、良くなりません。

私は薬を出すときに「これで絶対良くなります」「これは絶対に効きます」と患者さんに言います。プラシーボ効果を最大限に引き出したいからです。実際、そういうやり方で認知行動療法などとも組み合わせて、最低限の薬で治すことができます。

副作用についても、副作用だけ教えてもダメです。「もしこういうことがあったら連絡してください、いつでも相談できますよ」というように、患者さんに安心感を与えるようなアナウンスをする必要があります。そうやって医師への信頼を植えつけることが、患者さんの安心感を生み、自然治癒力を高めることになるのです。

うつ病や不安障害の患者さんは、それくらいの心がまえで診ないと大変なことになります。精神科の医師にその自覚が足りないことが、いまの薬漬け医療の原因の一つだと思うのです。

ストレス性疾患を過小評価してはいけない

薬漬け医療のもう一つの原因として、うつ病や不安障害などのストレス性疾患はさほど重い病気とは認識されていない、というわが国の医療の昔からの風潮があります。

医師は「心は大事」と言いますが、病気としては、「心の病気」は決して重要視されていません。

心が病気になっても、がんや心筋梗塞や脳卒中のように直接死に至ることがないので、「どうせ心の病気だろう」といった見方を、どうしてもされてしまうのでしょう。

ストレス性疾患は心という実体のない（目に映らない）部分の病気ですが、また脳という臓器の病気でもあります。もしも脳梗塞の急性期やクモ膜下出血だったら、薬だけ出して「2週間後に来てください。まあ来ても来なくてもいいけど」みたいなことを言う医師は絶対にいないでしょう。

心の病気はたしかに死に直結する病気ではありませんが、その人の生活を何十年もダメにして、自殺で人生をおしまいにしてしまう可能性だってあります。実際に薬漬け医療がそのような結果を招くこともあるわけです。

また一方で、うつ病は神経の病気でもあり、脳神経は一定のダメージを受けています。皮膚は切ってもすぐに再生しますが、神経は再生能力が弱いのです。うつ病でも、重篤になったり薬漬けにされたりすれば神経は機能不全に陥り、そこから回復するまでに相当な時間を要します。ひどい場合は元に戻らなくなることもあります。その点、慎重に治療を進めなければいけませんし、うつ病だからと軽視してもいけません。

私は、安易に薬を出さない、薬を出したらしっかり観察して効果を見極めていく、効かなくても安易に薬を増やさないということを常に意識しています。抗生物質で病原菌をたたくように、心の病気を薬でたたくことはできないからです。

ストレス性疾患の薬物療法には、そうした慎重かつ細心のアプローチが求められているのに、それができていないのは、心の病気を軽く見ているからと言わざるを得ません。

心の病気をしっかり診ていくには、どうしてもホリスティックなアプローチが必要になります。

PART 3 なぜ、ホリスティック医療なのか？

ホリスティック医療のいろいろ

いろいろな療法を組み合わせたオーダーメイドの治療

では、ホリスティック医療をベースとしたストレス性疾患の治療では、具体的にどのようなことを行っているのか、当院の取り組みを例に、見ていくことにしましょう。

まず、どうしても欠かせないのが心理療法です。広い意味での「心理療法」という言い方は非常に範囲が広く、心理学に基づいた各種心理療法のほかにも、さまざまな方法があります。香りや音楽による癒し効果もその人の心に響けば、一つの心理療法といえるでしょう。

現代医学はこうした代替医療的な方法に対しては「科学的根拠がない」という理由で存在すら認めない傾向がありますが、皮肉なことに患者さんには薬より効果があることが少なくありません。なぜ効果があるのかを科学的に証明できないだけです。

もちろん、すべての患者さんに同じように効果があるわけではありません。患者さんによってはまったく心に響かないこともあります。それでも、たくさんある心理療法のなかには、その患者さんに合ったものが必ずあるはずです。患者さんにとっての最適な心理療法を見つけだし、あるいは組み合わせることによって、最大限の効果（自然治癒力）を引き出すことを目的にしていかなければなりません。

したがって、特定の一つの心理療法だけを専門的にやっているのでは、なかなか不特定多数の患者さんに対応することはできません。統括する精神科医がいて、そのもとでさまざまな分野の心理療法士やセラピストたちが、それぞれの専門家として患者さんにあたれることが理想といえます。

ここでは、当院で実践している心理療法やホリスティックプログラムのなかでも代表的なものについて、ごく簡単に紹介してみたいと思います。また、漢方薬の利用についても最後に簡単に触れておきます。

薬は必要に応じて最小限で使う

まず、はじめにホリスティック医療では薬について、どのように考えているのかを説明しておかなければなりません。

一般的に「ホリスティック医療というのは化学的な薬物を一切使わずに行う治療法だ」と思われていることがありますが、それは大きな誤解です。

たとえば、昔からあるような定型的なうつ病の場合、治療には抗うつ薬が欠かせません。強迫性障害の患者さんにも多くの場合、心理療法の前段階として薬物療法が有効です。そのほかの現代的なストレス性疾患でも、適切な薬をうまく使うことによって心理療法などをスムーズに進めたり、その効果を上げることができます。

ストレス性疾患に対するホリスティック医療では、薬物療法も重要な選択肢です。ただし、その患者さんの状態に最も合った薬を最小限で処方する、というのが原則です。

ところが、患者さんによっては精神科の薬を怖がる方も少なくありません。あるいは、薬物を服用することにほとんど無頓着で、なんの薬なのかを確認することもなく、医師に言われたとおりに飲めばいいと思っている患者さんもいます。いずれも両極端で良くありませんから、当院では医師はもちろん、薬剤師も、患者さんへの「服薬教育」を重要視しています。

医師が薬を出すときは、「どういう薬なのか」「なぜこの薬を処方するのか」ということを必ず患者さんに説明します。それで患者さんに納得していただければ処方します。

しかし、それでも「薬なしで治してほしい」と言う人もいます。そのような患者さんには、決して無理に薬は処方しません。抗うつ薬などの精神科の薬の多くは、いったん飲みはじめたらある程度の期間は飲み続けなければならず、途中でやめるとかえって調子が悪くなります。薬を拒否する患者さんに無理に処方すると、最初は飲み始めても、いずれどこかでやめてしまう危険があります。

その場合は漢方薬を使ったり、不安障害の方なら心理療法だけで治療を進めたり、という形で治療計画を立てるのです。

薬剤は「薬になるけど毒にもなる」ということをよく理解して、医師も患者さんも、上手に薬を利用することが重要です。また現状の治療で、薬が多すぎて調子が悪くなっていると感じている人も少なからずいます。しかし薬は「やめ方」も簡単ではないので、きちんと専門医の指導を受けて、薬の整理をしていくことをお勧めします。

非常に有効な認知行動療法

心理療法として、いま最も注目されているのが、認知行動療法です。

認知療法は、患者さんの思い込みや間違ったイメージを修正して、客観的な立場から自分を見られるようにするための心理療法です。また行動療法は、実際に行動してみることで修正点を理解し、適応的な行動の仕方を学習していく治療法です。

この二つはもともと別の考え方から発展したものでしたが、お互い密接に関連していて、同時に行うとより効果的であることがわかってきて、現在では「認知行動療法」として確立されています。

認知行動療法の目標は、個々の患者さんの頭のなかに確固として築き上げられてしまった間違った思い込みの修正にありますが、その修正すべきポイントはあくまでの本人の思い込みですので、それは第三者の目から見れば「あきらかにおかしい」とわかる程度のものです。したがって、同じストレス性疾患の病気を持つ患者さん同士でも、ほかの患者さんが抱いた間違ったイメージに接すれば第三者としての目が働き、「それはおかしい、間違った認識だ」ということがわかります。

うつ病の人に多くみられる考え方の癖

1	白黒思考（全か無か思考）	状況を極端な２つのカテゴリーで考えてしまう
2	過度の一般化	たった一つの嫌な出来事があると、実際をはるかに超えて世の中全てこれだと考える
3	心のフィルター（選択的抽出）	全体を見る事なくたった一つの嫌な事にこだわることになり、現実を見る眼が暗くなってしまう
4	マイナス化思考（トンネル視）	状況に対して、良い出来事を無視してしまうことにより否定的な側面しか見ない
	肯定的側面の否定や割引	良かった自分の経験、功績、長所などを不合理に無視するか割り引く
5	結論の飛躍	根拠もないのに悲観的な結論を予測してそれが起こると信じる
	心の読みすぎ	現実な可能性を考慮せず、相手が自分に対して悪く考えていると早合点する
6	拡大視・縮小視	自分の欠点を課題に考え、成功を過小評価する。逆に他人に対しては反対のことを行なう
7	感情的理由付け	例えば「こう感じるのだから、それは本当のことだ」と自分の憂うつな感情を自分の現実認識が正しいという理由とすること
8	「べき」「ねばならない」思考（命令型思考）	自分や他人の振る舞いや考えに対して固定された思考を要求し、それが実現しない事を最悪な事と考える
9	レッテル貼り	極端な形の「過度の一般化」であり、ミスをした自分や他人に対して、固定的で包括的なレッテルを貼ってしまう
10	個人化	何か嫌な事柄が起こった際に、自分に責任がないような出来事に対しても自分のせいにしてしまう

逆に自分のイメージに対しても、同じ病気のほかの患者さんから「誰もそんなことは思ってないよ」と指摘してもらえれば、自分の間違った認識に気づくことができ、自分の問題点について素直に理解できるようになるのです。

この原理を利用して同じストレス性疾患の患者さんに7～8人集まってもらい、集団として認知行動療法を行うことは「集団認知行動療法」と呼ばれ、非常に有効です。とくにスピーチ恐怖や対人恐怖などの社交不安障害を抱えている患者さんの治療においては、最も効果的であることが証明されています。

いろいろな心理的トレーニング

イメージや行動を変えていくために、ほかにもいろいろな心理的訓練を行っていきます。

いま増えているストレス性疾患には、根っこのところで現代社会の簡単ではない人間関係が少なからず関わっています。「人間関係のほうはばっちりうまく行っているんですけど、うつ病で……」という人はあまりいません。現代社会におけるストレスの大部分は、対人関係やそれをベースとした社会（職場や家庭）にあるのです。

そこで、相手に対して自分はどのように振る舞うのか、その様式、簡単にいえばクセのようなものを考え、ロールプレイングゲームなどで実践してみる「交流分析（TA）」という心理療法が有効になってきます。

たとえば、善悪の意識が強く自分に対しても厳しい人は、相手に対して（それではダメだ）と考え、自分に対しても（これではダメだ）と考えます。人に優しく自分を責めるタイプの人は、相手を（OK）と考え、自分は（ダメだ）と決めつけます。いちばんハッピーで成熟している考えが、（相手もOKだし自分もOKだ）と認めている状態でしょう。

まったく同じ情報のコミュニケーションを行っていても、自分がこの三つのうちどのような心理で相手に語りかけるかによって、口から出てくる言葉もかなり違ってきます。それをいろいろなパターンで体験してみると、自分のなかの問題が明らかになり、その対処法に自分で気づけるようになるわけです。

あるいは、「アサーション・トレーニング」と呼ばれる方法もあります。

患者さんはストレスを背負っているわけですが、うつ病の患者さんの多くは、自分が言いたいこと、主張したいことを自分の胸の内に抑え込んでしまう傾向があります。自分の主張を言うと、またよけいなストレスに見舞われると考えるからです。

しかし、言いたいことが言えず鬱憤をためるのは、別のストレスをつくることにつながっていきますし、それが悪循環となって、ストレス体質になってしまいます。

そこで、正当な自己主張（アサーション）のやり方をみんなでトレーニングするわけです。相手（周囲）の人間性を尊重しているけれども、同じように自分の人間性も尊重している、それが自然な自己主張になるわけです。

当院では、複数の患者さんに集まってもらい、看護師が中心となって、それぞれが自分の言いたいことを率直に言えるようにサポートしながらこのトレーニングを行っています。

また、パニック障害の治療では「エクスポージャー（曝露）法」という行動療法が不可欠となります。パニック障害の人は、閉鎖された空間、人がたくさん集まっているところが苦手で、そういう場所に行くと自分はパニック発作を起こすと信じ込んでいます。実際、無理して行けば発作を起こすので、どんどん悪循環に陥ってしまいます。

そこで、少量の抗うつ薬でパニック発作を完全に抑え込んだうえで、実際の苦手な空間に身を置いてもらい、大丈夫なのだということを再認識してもらうのがエクスポージャー法です。

最初から現実場面で試しますと患者さんはどうしても怖がりますから、イメージのなかで苦手な空間に行ってもらうというような、イメージ曝露療法を行うこともあります。

パニック障害は治りにくい病気とされていますが、当院ではパニック障害の寛解率は95%まで上がっています。ほとんどの医療機関ではこのような心理療法が効果的に行われておらず、薬だけに頼ってしまうので、治りにくいという面もあるのだと思います。

家族や職場の人へのケアも大切

ホリスティック医療は、患者さんの病気の部分だけに注目するのではなく、肉体も心も、健康な部分も病的な部分も、すべてを含めて全人的に診ていこうという考え方で行われます。ストレス性疾患の治療では、さらに患者さんをとりまく家族や職場の「理解」というものも必要になってくる場合があります。

たとえば、先天的な発達障害である「アスペルガー症候群」では、患者さんは周囲の空気を読み取れず、人間関係を築けなくなっています。しかし、まわりからは誰が見ても病気には見えないので、本人の考え方の問題、あるいは性格や人格の問題ととらえられてしまうことが少なくありません。その周囲の反応が強いために、患者さんはストレスを感じ、ますます生きづらくなるのです。

うつ病や強迫性障害などのストレス性疾患も同様です。それぞれの病気について家族や職場がしっかり理解していないと、いくら患者さんにホリスティックな治療を行っても病気の悪循環を断ち切ることが難しくなります。

そこで、患者さんの家族や職場の上司に病院まで来ていただいて、病気に対する説明を受けてもらう、あるいは心理療法のトレーニングを受けてもらうことが必要となることもあります。また、こうしたことを家族に行えば、「家族療法」ということになります。家族療法では、患者さんが家族にどうしてほしいのか、家族は患者さんにどうなってほしいのか、そこのところのギャップを調整していく作業も必要となる場合があります。

また、家族内にストレス性疾患になった患者さんがいると、その家族全体が暗くなってしまうことが少なくありません。うつ病の人の抑うつ的な気分は、ときに親しい間柄では「伝染する」ことがあります。そうした毎日が続くと、ほかの家族の方もうつ病になってしまうこともあるわけです。すると家庭内全体が沈鬱としてしまって、患者さんの治療にも良い影響を与えません。

家族が患者さんに気を遣うあまり、自分の趣味などをガマンしてしまうことが多いのですが、それは患者さんのためにもよくありません。そうしたことも、事前に家族の方々に伝えておく必要があります。

入院して治療を受けると、ほとんどのストレス性疾患の患者さんは病状が寛解し、退院していきます。しかし、同時に家族への心理教育もきちんとできていないと、退院したとたん病状が悪化して、また戻ってきてしまうことがあります。なかには「退院して家に帰りたくない」と言い出す患者さんもいます。それでは良くないので、当院では家族教育にも力を入れています。

家族療法はケース・バイ・ケースの面が強く、簡単ではないことが多いものです。そもそも患者さんが病気になったきっかけが家族関係だった、ということも最近は少なくありません。病気になったために家族関係が悪くなっていることもあります。

しかし、患者さんも家族も「良くなりたい」という共通の目標が設定できれば、お互いに理解して進んで行けるようになります。

核家族化が進んで、家庭内のコミュニケーションが減り、夫婦の問題、家族の問題というのは、病気以前に少なからずみなさんが抱えているものです。家族の問題は、意外に根が深いので、家族療法も3～4カ月くらいの時間をかけて、じっくり腰をすえて行う必要があります。

音楽療法で悩みから解放

私たちが感じる「五感」というのは、頭のなかでごちゃごちゃと考える理屈の世界ではありません。善悪もなければ反省も後悔もない、本能的な「快・不快」の世界です。「癒される」ということも、理屈ではなく、ただそう感じるだけです。

このような五感に対する心地良い刺激は、ストレス性疾患の患者さんが陥っている「思考の悪循環」を断ち切る、とても良いきっかけになることがわかっています。

たとえば、心地良い音楽を聴くと気分が落ち着いてリラックスできます。すると、それまで「ああでもない、こうでもない」と悩んでいた考えはいったん停止し、ただ心地良い音楽に身を任せるだけになります。

音楽に含まれる美しいメロディや心地良い律動（リズム）は、大脳辺縁系という部分に直接働きかけ、感情を調整するといわれています。心地良い音楽でリラックスしたり、気持ちが落ち着いたりするのはそのおかげなのです。

私たちは、何かに怯え、不安や恐怖を感じているときには、同時に心地良い音楽を心から楽しむことはできません。私たちは不安や恐怖で悩む世界か、癒された心地良い世界か、そのどちらかの世界にしかいられないのです。ストレス性疾患の人たちは、ある日を境に「悩む世界」に住み着き、そこでずっと暮らしているにすぎません。

音楽で癒されることで、あらためて「ああ、こんなに心地良い世界もあったんだ」ということを思い出してもらえれば、「悩む世界」のことはどうでもよくなっていくものです。ちょっと落ち込んだときに、このことを思い出して、進んでそういう世界を求めるようになってもらえれば、それだけで自分のイメージや考え方を修正できるようになります。セルフケアの方法としても、音楽は活用しやすいツールといえるでしょう。

また、音楽は聴くだけでなく、自分たちで演奏することによってもさらにヒーリング効果が上がります。当院では、専門の音楽セラピストが患者さんを集め、音が鳴るものをたくさん置いておいて、音楽に合わせてみんなで自由に演奏するようなことも行っています。これは音楽を創作する楽しさにも通じるので、自分らしさを取り戻す良いきっかけになります。

振動が心を癒す

ロケット工学の権威でチェロ奏者としても高名であった糸川英夫博士が提唱する「ボーンコンダクション理論」に基づいた「サウンドヒーリング」も、当院で行っているホリスティック医療の一つです。

糸川先生は、太古から人々が音楽に感銘を受けるのは、空気を伝って鼓膜を震わせる音波だけではなく、全身の皮膚から受けて骨まで伝わる、音にはならない「振動」、つまり「ボーンコンダクション」も一緒に感じられるからだ、と言います。狭い空間でのライブコンサートでは、時に聴く人に恍惚感を与えることができますが、そのとき聴衆が感じているのが、このボーンコンダクションという振動なのだそうです。

聴衆ばかりではありません。バイオリンやチェロなどの演奏者は、楽器から直接体に伝わるボーンコンダクションがあるからこそ、陶然とした演奏ができるのです。

私たちはなぜ、音にはならない振動を受けて恍惚とした快感を得るのでしょう。それは、母親の胎内にいたときの記憶があるからだといわれています。

私たちが最初に聴いた音楽は、胎内で常に一定のリズムで鳴り響いていたお母さんの鼓

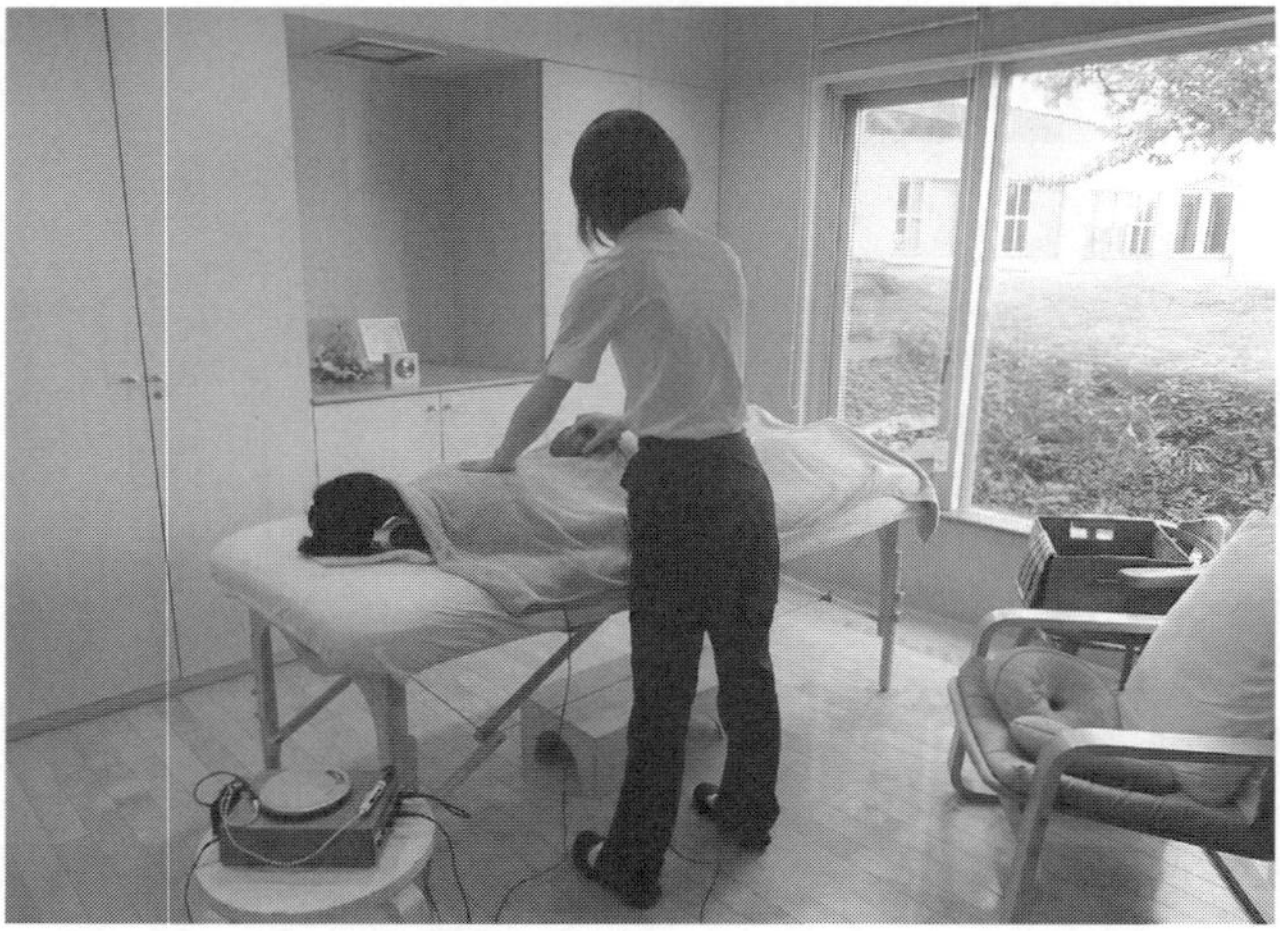

サウンドヒーリングを行う様子

動のリズムであり、その振動でした。その最も安心できる音（振動）を再び聴く（感じる）ことによって陶酔のような感動が生まれるのです。その音（振動）は細胞を活性化し、心身のさまざまな不調を改善する自然治癒力にもつながっていく、というわけです。

私たちのＤＮＡは何万年という人類の歴史からできあがったもので、ストレス性疾患というのはある面で、そのＤＮＡが対応できないような状況（車のクラクションや大都会の喧噪《けんそう》などの不協和音）に遭遇した結果としてもたらされた現象ということもできます。そこで、そのイヤな状況から離れ、ＤＮＡがずっと親しんできた環境（ここでは自然音ややさしい振動）にさらされることで、理屈とは関係ない安心感を取り戻すのです。

胎内で聞いた母親のやさしい鼓動ばかりではなく、風のそよぎ、川のせせらぎ、草のすれる音、浜辺に打ちよせる波の音のような、人類の暮らしにずっと寄り添っていた自然音のなかに戻ることで、患者さんは自分本来のリズムを取り戻していきます。

川辺の草むらでぼんやりしていると、誰でも眠くなります。私たちの心とからだが自然音に包まれることによって、心地良い安心感を得られるからなのです。

サウンドヒーリングにおける実際の治療では、患者さんにヘッドフォンでやさしい律動の音楽を聴いていただきます。セラピストは、その同じ音源の振動だけを伝える機器を手に持って、音楽を聴いている患者さんのからだのさまざまな部分に音楽から生じる振動を当てていきます。まさに音楽マッサージを受けているような感覚です。

ストレス性疾患を持っている人は肩こり、頭痛、首の痛み、腰痛、あるいは便秘、そしてもちろん不眠といったようなさまざまな身体症状を抱えている場合が多いのですが、サウンドヒーリングによって痛みが取れたり、便秘が解消されたり、眠りが良くなったりということが起こってきます。

リラクゼーションとともに不快な症状が取れれば、心の癒し効果も大きくなります。

心を浄化する、森林療法

人間本来のＤＮＡに立ち返るという意味では、森林療法も有効です。

森林には、木々が放散するフィトンチットという物質があふれていて、これを吸うことで清々しい気分になります。森の香り、木の香りには、心身を癒してくれる不思議な力があると思います。

それが化学的にどのような物質で、心やからだにどのような作用を及ぼして癒されるのか、どこにそのエビデンスがあるのかということは、科学者にまかせておけばよいでしょう。私たちは森林へ行き、そこの空気を吸い込んで歩きまわると心身が元気になる、それだけで十分です。

私たちの祖先も森に浄化する力を感じてきました。太古の人々が祈りを捧げた神社は、森の中につくられることが多かったですし、神社のまわりには、ご神木と呼ばれる大きな木が生育しています。神社の境内は、そこに一歩足を踏み入れただけで心がすっと落ち着くような不思議な空間になっているのです。

しかし、ここ１００年で、多くの森が都市や住宅地に生まれ変わりました。木が伐採され、浄化作用の少ない環境にどんどん変化していきました。そういうところに人間は集まってきて、生活するようになったのです。私たちが祖先から受け継いできたＤＮＡに相応しくない環境に、私たちの心とからだは曝され続けているのです。

私たちのからだは肺で空気とつながっていますし、皮膚も呼吸しています。おそらく戦前の日本人が吸い込んでいた空気と、現代の私たちが吸い込んでいる空気とでは、大きな差があることでしょう。こんな空気の違い一つからでも、現代人は何となくの閉塞感を抱きやすくなっているのかもしれません。

心を浄化するためには、自然を大切にすることが必要です。当院の「しのだの森」という名称も、祖先から受け継いだ森を大切に守っていこうという意識からつけられています。いろいろと森に対する私見を述べてきましたが、森林療法は、森のなかを散歩する、ただそれだけのことです。そのような地味な行動のくり返しが、私たちに癒しをもたらし、人間本来の姿に戻るきっかけを与えてくれるのです。都会のマンションで暮らしている人は、ベランダのプランターで野菜を育てるだけでも、同じような癒しが得られると思います。

アートセラピーで自分をさらけ出す

絵を描くのは、人間だけです。絵という概念をもっているのも人間だけでしょう。絵は、自分の内面を表現する一つの手段です。幼稚園くらいの子どもたちでも、自由に絵を描かせると、心の奥にあるいろいろな思いを無意識に表現するといわれています。

言葉で自分の内面や感情をきちんと表現することは難しいことですが、ただ思うがままに絵を描くことはできます。下手でもかまいません。そこには、自分が意識せずとも、自然に自分を吐き出して表現するという行為がくっついてくるのです。

うつ病などのストレス性疾患の患者さんは、自分をおさえて、ガマンしている人たちです。それが抑うつ状態をつくっているのです。

静かに絵を描くことによって、患者さんの中に押さえ込まれた怒り、葛藤、不満などがそこに表現されます。それは、たとえ下手くそな絵であっても「アート」です。誰のものでもない、ほかには存在しない、その患者さん自身のオリジナルな絵です。誰も否定できない、その人独自の作品です。正解も不正解もなく、それはそれでいいわけです。

絵を描くことで自分の内面を吐き出すという感覚を得て、それをくり返していくと、人の心は不思議に落ち着いていきます。なぜか、心が自己治癒に向かっていくのです。

絵は、たとえヘタでも誰でも描けます。でも絵を描きたくないという患者さんも、なかにはいます。アートセラピーは絵画に限られたことではありませんから、そういうときはコラージュ(貼り絵)でもいいし、書道でも、陶芸でも、なんでもいいのです。そこに没頭して、自分なりのアートを表現できれば、それでアートセラピーになります。

タッチング、アロマセラピー

看護の世界では、「タッチング」という技術が重要視されるようになってきています。看護師からやさしく触れられることで患者さんの不安や緊張感はやわらぎ、痛みなどの不快な症状さえ軽くなることがあるからです。

このことは、サルを用いた実験でも明らかになっています。冷たい針金でできた母ザルからミルクを飲んで育った子ザルと、温かい毛触りの感じられるぬいぐるみの母ザルからミルクを飲んで育った子ザルを比べると、ぬいぐるみで育った子ザルのほうが情緒が安定していました。また、生育も良かったのです。

人間でも、看護師にやさしく触れられることで、患者さんの脳波にリラックスを示すα波が増えることがわかっています。

火がついたように泣いている赤ちゃんも、お母さんに抱っこされるとすぐに泣き止みます。健康な大人だって、愛する人から抱きしめられれば、ほかにはない安心感を得るものです。

おそらく、触れられることで緊張を強いる自律神経である交感神経が鎮まり、リラックスして内臓機能を活発にする副交感神経が働くようになるのだと思います。気分が安定し、眠りが良くなり、食欲も回復していきます。そして、自然治癒力の向上にもつながっていくのです。

このような「癒し」は、ストレス性疾患の患者さんが最も必要としているものです。タッチングによって安心することで、同時に行っている心理療法の効果も増しますし、さらに服用中の薬を減らすことができるかもしれません。

また、私たちは「嗅覚」からも精神や心に大きな影響を受けています。植物に含まれる芳香成分は嗅覚を通して私たちの心身にさまざまな作用を起こすことがわかっています。その香りを目的別に利用した「アロマセラピー」も、ストレス性疾患の治療の一つとして

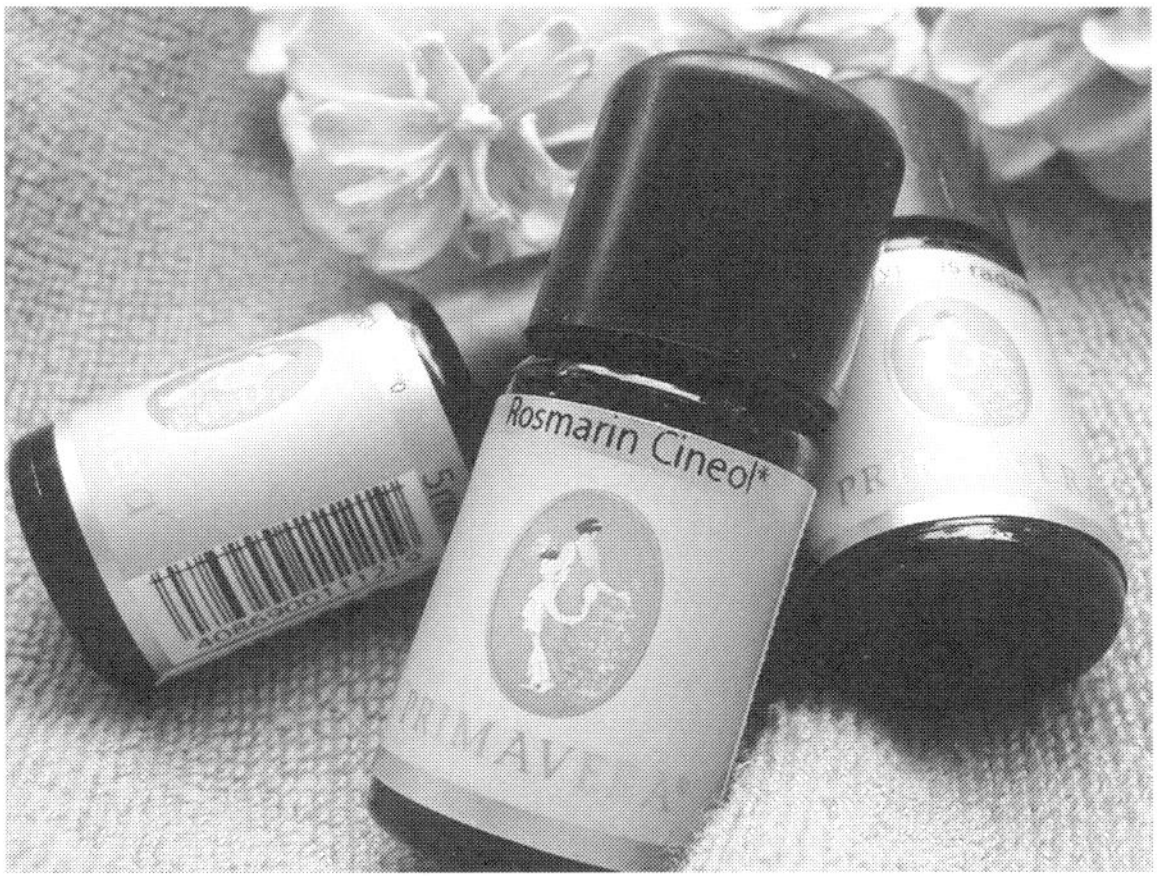

ドイツのオーガニック精油メーカー「プリマヴェラ」の製品を使用しています

有効です。

たとえば、ラベンダーやカモミールの香りを嗅ぐと、気分が落ち着いて心地よい眠りに誘われます。また、ゼラニウムのように集中力を増してくれるようなハーブもあります。いろいろなハーブの精油成分を含むエッセンシャルオイルでマッサージを行うことによって、タッチングの効果とともに、とても心地の良いヒーリングが期待できるわけです。

冷えた心身を温める漢方薬

心理療法ではありませんが、ここで漢方薬についても触れておきましょう。
病気や症状に注目するのではなく、患者さ

んの心身全体の調和がどこでくずれているのかを考えて処方を決めるのが、漢方薬です。その考え方はホリスティック医療に通じるものといえるでしょう。

ストレス性疾患に対する漢方薬の使い方はさまざまな面から考えられると思いますが、重要なのは「からだを温める」効果だと思います。

ストレス性疾患の患者さんに共通しているのが「低体温」です。実際、うつ病の患者さんは健康な人に比べて0・5〜0・8℃くらい体温が低いという報告もあります。いつもストレスを感じているため自律神経の交感神経ばかりが緊張して、血管が収縮し、全身の血液のめぐりが悪くなっているのです。これは漢方でいう「瘀血《おけつ》」という症状です。

血液循環が悪くてからだが冷えていると、いろいろな病気や不快な症状が現れてくるようになります。アトピー性皮膚炎が悪化した、花粉症が始まった、風邪を引きやすく、いったん引くと治りにくい、頭痛・肩こり・冷え性がつらいなどと訴えるうつ病の患者さんは少なくありません。低体温によって、ガンの発病リスクも上げている、ということさえ考えられます。

その人に合った漢方薬を使ってからだを温めることができると、からだに一定のリズムが戻ってきます。すると自律神経のバランスが良くなり、心のバランスも取りやすくなってくるわけです。

また、同じ意味で、食べるものにも注意が必要です。できるだけからだを温めるものを摂り、からだを冷やすものはなるべく控えるようにするのです。

たとえば、北国で穫れるジャガイモやニンジンなどはからだを温めますが、南方で穫れるバナナやマンゴーなどの果物はからだを冷やします。季節毎の自然の理にかなった食べ方をすることも大事になります。当院のストレスケア病棟では、こうしたことも考えて患者さんの食事をお出ししています。

自然治癒力を引き出す「癒しの場」としてのストレスケア病棟

入院しても症状が悪化する場合も

ホリスティック医療を実践していくには、患者さんの日々の生活環境や治療環境についても十分に考慮する必要があります。

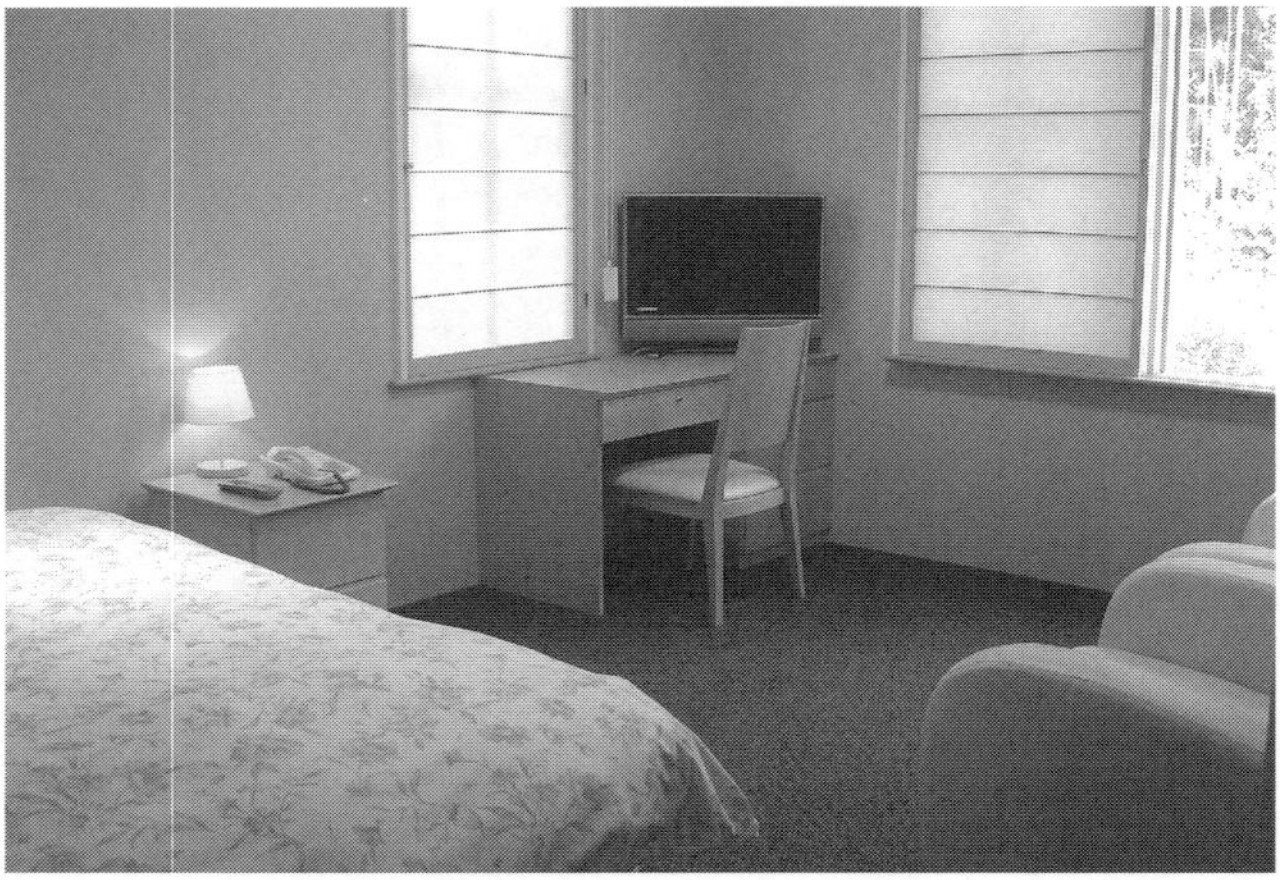

「ストレスケア 病棟 なごみ」の個室は、やわらかな光をコンセプトにしています

そこで私たちは、患者さんの自然治癒力を引き出す場として、ホリスティックな目線で「ストレスケア病棟」という治療環境をつくりあげてきました。

従来、うつ病などのストレス性疾患で入院が必要な場合、患者さんは内科病棟や精神科病棟に入院していました。しかし、気分の落ち込みや不安や恐怖を抱えて入院してくる患者さんにとって、ただ効率良く投薬や看護ができるように患者さんを集めて寝かせておくだけの病棟では、決して自然治癒力を引き出す「癒しの場」にはなりません。ホリスティックな観点から見れば、一般病棟はマイナス面も多いのです。

たとえば、パニック障害などの不安障害の

患者さんは、音に対してとても敏感です。何の意味もないちょっとした物音に過大に反応し、不安を高まらせてしまいます。精神科病棟でほかの患者さんの大きな声などが聞こえてくれば、なおさらです。

せっかく入院までして治療しようというのに、このような環境ではかえって症状を悪化させてしまいます。たとえ効果的な治療を行っても、成果は上がらないかもしれません。

そこで、うつ病や不安障害などのストレス性疾患の患者さんだけに特化した「ストレスケア病棟」が必要と考えられ、２０００年に福岡県の不知火病院、福井県の松原病院、埼玉県の戸田病院、広島県の草津病院の４病院が発起人となって「日本ストレスケア病棟研究会」が結成されました。

しかし、ストレスケア病棟がある病院はまだまだ少数派です。

ストレス性疾患のため、ストレスケア病棟での入院治療が必要と思われる患者さんは少なくありません。ストレスケア病棟が全国に広まり、ホリスティックな医療とともに標準的な治療形態となっていけば、うつ病などのストレス性疾患で苦しむ患者さんの数はかなり減っていくのではないかと思います。

自然との触れ合いを意識する

都会での生活は便利で楽しいこともたくさんありますが、一方でどうしても自然からは遠ざかってしまいます。それは心の健康には、あまり良いことではありません。

心もからだも健康な人は都会のマイナス面に気づくことは少ないかもしれませんが、病気になれば、コンクリートジャングルと車の世界は大きなストレスになっていることがわかります。

若いうちは都会が好きだったのに年齢を重ねると自然に触れてホッとするようになるのも、生命力が衰えているからなのかもしれません。

ストレス性疾患の患者さんともなれば、なおさら都会の合理性よりも自然のぬくもりが必要になります。心理療法などの治療効果を上げるためにも、自然に近い環境は欠かせないものです。

また、動物たちとの触れ合いも患者さんに良い影響があります。犬やウサギなど、動物たちと触れ合うアニマルセラピーという療法もあります。

動物たちは純粋で素直ですし、ウソをつくこともありませんから、人間関係に疲れた人

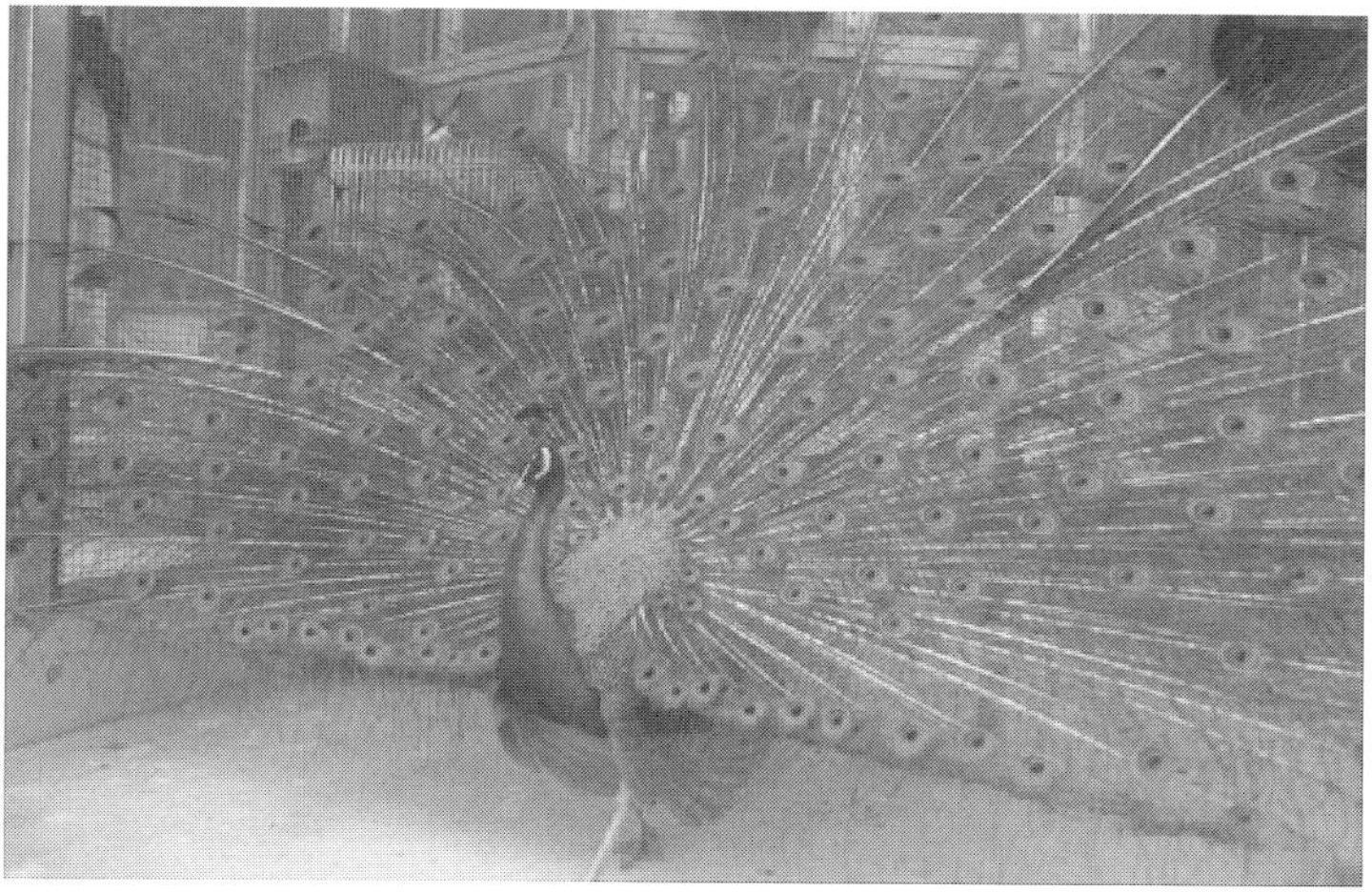

当院には、いろいろな動物や鳥たちがいます（写真はクジャク）

に動物たちは安らぎをもたらしてくれます。
こうした環境がストレスケア病棟の近くにあれば理想的といえるでしょう。

ホリスティック医療はチームワークで成り立つ

「臨床心理士」をはじめとする各種の医療スタッフ

ホリスティック医療は医師だけで行うことは難しく、どうしてもチームでの医療が必要になります。まず重要なスタッフとして、カウンセリングや認知行動療法などさまざまな心理療法を行う臨床心理士があげられます。

心理療法については社会的によく知られていますし、マスコミなどでもその重要性はしばしば取り上げられています。しかし、実際には日本の医療機関で、満足な心理療法が行われているところはほとんどありません。これは、わが国の保険医療制度の中に、臨床心理士が専門職として行う心理療法が含まれていないことが大きな原因になっています。

また、臨床心理士は国家資格ではないためなのか、その社会的地位は医師のように高いものではありません。病院などに勤務している臨床心理士の給料は、社会的に重要な職種と認識されている割には低いのが現状です。かといって、保険制度が確立されていないために、心理士が独立開業する道も閉ざされています。

心理療法の実践には、やはり専門的なトレーニングを受け、それなりの臨床経験を持っているスペシャリストが必要です。国家資格でないとはいえ、所定の大学院で臨床心理学の専門教育を受け、卒業単位を取得したうえで日本臨床心理資格認定協会の試験を通らなければ、臨床心理士にはなれません。彼らがもつ心理療法の技術を多くのストレス性疾患の患者さんが必要としているのに、残念ながら両者はうまく出合っていないのです。

心理療法は薬物療法のようにエビデンス（実験で明らかにされる「効く」という科学的な証拠）を取りにくいので、医療現場ではなかなか使いにくいという面もあります。しかしエビデンスにこだわるあまり、ストレス性疾患の治療が精神科の医師だけのものとなってしまっているのも事実で、そのせいで狭い視野による治療しか行われていない現状があります。いま必要なのは、臨床心理士と協力して治療を進める意義を、医師のほうがもっと意識し、医師のほうから求め、歩み寄っていくことだと思います。

心理療法のほかにも、アロマセラピー、音楽療法など、さまざまなリラクゼーションのセラピストが患者さんの心をほぐします。こうしたセラピストや看護師も含めた全体で、チーム医療を行っていくのです。

PART 4 仕事に復帰するための「リワークプログラム」

復職できて、初めて「寛解」

うつ病に代表されるストレス性疾患の治療現場では、いま「復職支援（リワーク）」に関することが大きく注目されています。

うつ病になったので休職してしっかり治療を受け、十分に改善した、それならということで職場に戻ってみたら、やはり朝起きられない、通勤できない、集中力・判断力が足りない、ということで再び休職となることが少なくありません。

問題なのは、休職をくり返すと、本人も自信をなくすし、周囲の目も冷たくなります。そうなると、復職しても職場の居心地が悪く、さらに再休職ということになってしまいます。うつ症状はますます重篤化し、多量の薬を服用しながら家に引きこもりがちの状態となってしまいます。

うつ病の症状は良くなっていたはずなのに、復職できない理由は、どこにあるのでしょう。

一つは、職場が求める要求レベルが高すぎる、ということです。

昔はうつ病になったとしても、仕事を休んで家でしばらく寝ていれば治ってしまうようなところがありました。それが現在のようにうつ病がなかなか治りにくい病気となってしまったのは、世の中が激変したからです。

その昔、コンピュータもスマートフォンもなかった時代には「仕事は人間関係で行うもの」で、同僚も上司も家族のように支え合い励まし合うことで企業が成り立っていました。しかし、いまや隣の席の同僚からメール連絡が来ることも珍しくないほど、人と人との生の交流は激減しています。支えてあげたい人も、支えてくれる人もいません。

同時に、ＩＴ化が急速に進んだことにより、世の中にはものすごい量の情報があふれ、それがとんでもないスピードで世界中をかけまわっています。企業の業務もそれに対応しているわけですから、個々の社員が求められる実務範囲もスピードも、30年前に比べたらとんでもなくハイレベルなものとなってしまったのです。

このような世の中の急激な変化によって、うつ病が増えてしまった可能性が高いのです。そして、復職のハードルも非常に高くなってしまったので、治療も昔のように単純ではなくなりました。

「うつ病は治ったけれど、復職したら再発するので遊んで暮らそう」というわけにはいきません。企業にとっても、優秀な人材を確保するうえで、ストレス性疾患で休職している人の復職支援が非常に重要な課題となっています。

そうしたことからいま、復職支援（リワーク）の重要性が叫ばれているのです。

リワークプログラムとは

うつ病から回復して復職しても、すぐに再休職する社員が増え始めたのは1990年代になってからです。とくに省庁で働くエリート官僚たちに休職をくり返す職員が多くなったことが問題視され、90年代後半になって、休職中の職員を職場へ復帰させるためのリワークプログラムがつくられました。

リワークプログラムは、うつ病から回復した人にどのようなリハビリを行って復職にもっていくか、というプログラムです。このプログラムは現在、全国の都道府県の地域障害者職業センターや民間の医療機関や施設（精神科デイケア、リワークデイケア）などで実践されています。

２００８年にはうつ病リワーク研究会も発足し、さまざまな活動が行われています。そうした流れのなかで、ここ10年、わが国の復職支援の意識は大きく高まりました。

しかし、いま行われている復職支援はまだまだ発展途上であり、多くの問題を抱えています。改善していかなければならない点は山ほどあると、私は考えています。

まず、現在のリワークプログラムは、省庁で働くエリート官僚向けにつくられたもので、一般的ではありません。ハイスピード・ハイパワーにシステム化された職場で働く人間が、心身のリズムを保ち、集中力・判断力を高度に維持できるような力、あるいはそれでもうつ病にならない抵抗力をつけていくためのプログラムなのです。

私もエリート社員向けの復職プログラムに参加したことがありますが、要求レベルが非常に高く、とてもついていけませんでした。心身が健康なふつうのサラリーマンでも着いていけないほど高度なプログラムとなっているのです。

とくに、大きな企業と直結している民間のリワーク施設では、うがった見方をすれば、わざとプログラムのハードルを高くして復職させない（つまり企業の「辞めさせたい」という意向に沿っている？）ように見えるところもあります。

あとで述べるように、そもそもリワークプログラムというものは標準化が難しく、現在はまだどのような職域の利用者にも同じように適応できるような教科書的なプログラムにはなっていません。当院で実施しているリワーク準備入院（後述）のような、実際のプログラムに入る前の準備がなければ挫折してしまうケースも非常に多いのです。

復職の問題は、大企業も中小企業も同じです。わが国では労働者の8割以上が中小企業で働いているといわれていますので、うつ病の患者さんの数も中小企業に勤めている人のほうが多いはずです。しかし、その多数派の人たちの復職支援がうまくいっていないのです。

復職が難しいという点は共通でも、大企業と中小企業では休職制度などの雇用条件が大きく異なりますから、リワークも一概に述べることはできません。それぞれ個別に考えてみましょう。

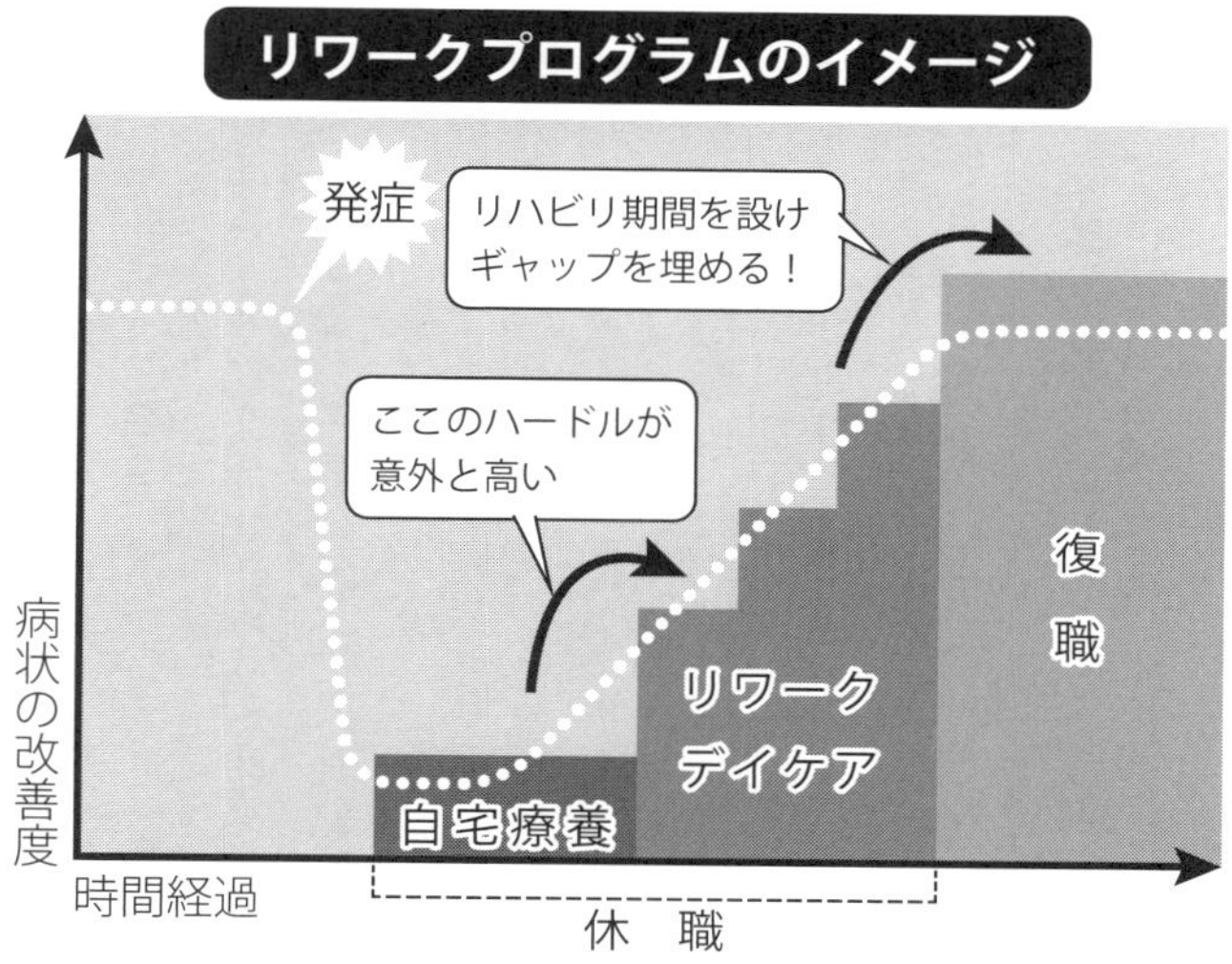
リワークプログラムのイメージ
発症
リハビリ期間を設け
ギャップを埋める！
ここのハードルが
意外と高い
自宅療養
リワーク
デイケア
復
職
病状の改善度
時間経過
休 職

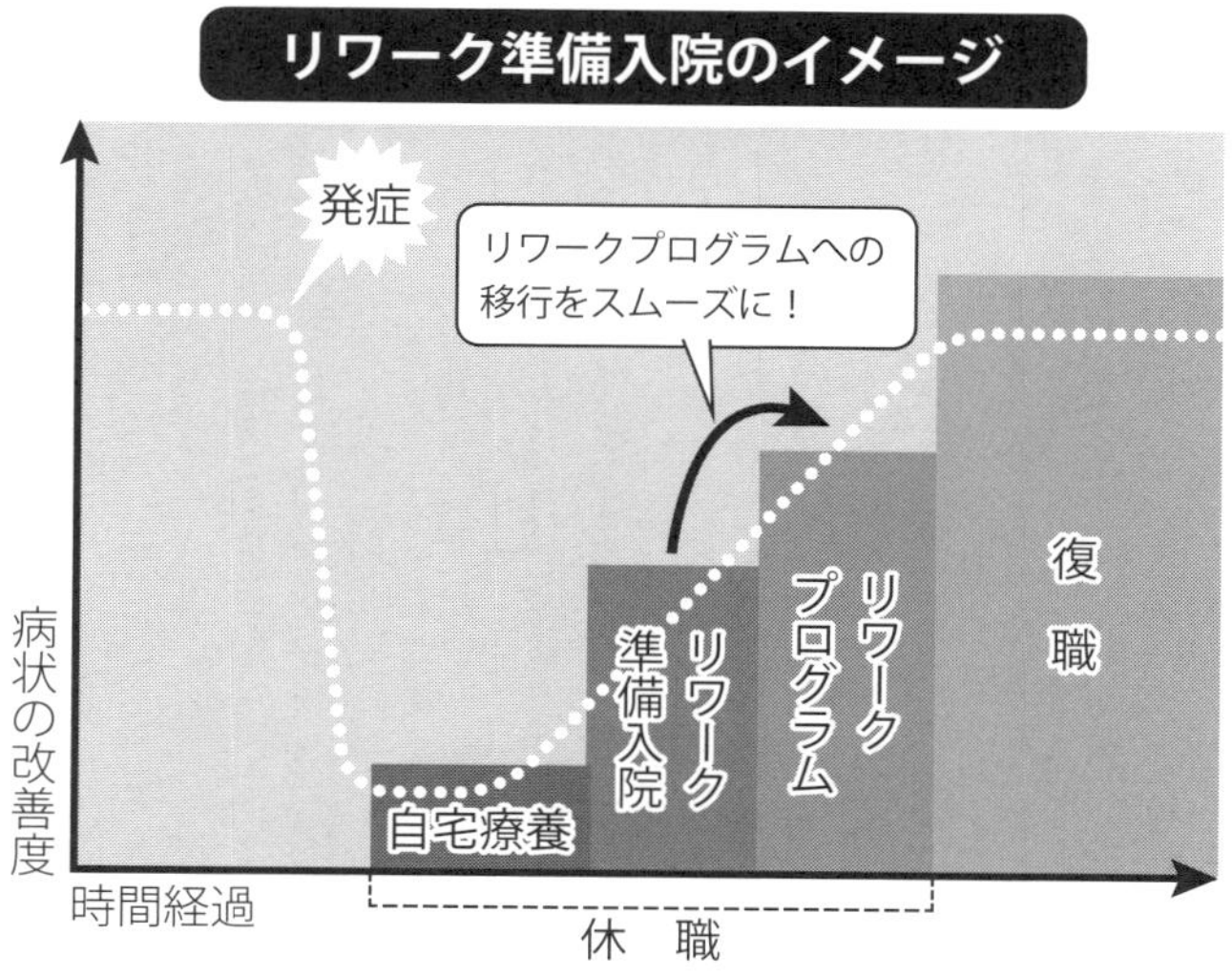
リワーク準備入院のイメージ
発症
リワークプログラムへの
移行をスムーズに！
自宅療養
リワーク準備入院
リワークプログラム
復
職
病状の改善度
時間経過
休 職

大企業の問題

まず大企業の復職の問題としては、産業医と外来主治医との見解の差が大きすぎることがあげられます。ＩＴ化が進んだ企業では、求められる業務の質と量は人知を超えたものとなっています。医師が医学的に判断するうつ病の回復基準よりも、職場の求める復職へのハードルの方がはるかに高いということも珍しいことではないのです。外来主治医が「復職可能」と診断書を出したのに、産業医面談で「まだ集中力が足りない、パソコン処理のスピードが遅い」とされ、復職が見送られることも多いのです。外来主治医と企業側の産業医では復職可否の判断基準が違うのです。

このような場合は、適切な施設でリワークプログラムを受けてもらい、それが有効であれば無事復職となるはずなのですが、実際はリワークプログラムのハードルが高すぎて挫折してしまうケースが多いのです。

特に休職を何回もくり返している人では、いきなりリワークプログラムというのは困難なようです。そういった人は、うつ病自体の症状が改善したように見えても、体内リズムが壊れていて、規則正しい生活リズムが築けていません。うつ病は、脳の病気でもありますので、慢性化すると脳の視床にある体内時計が上手く働かなくなることがあります。結果として朝起きられず、プログラムに通えないので、いたずらに時間だけが経過してしまうのです。また、うつ病の再発をくり返し病状が慢性化すると、集中力や判断力が低下するという事実もよく知られています。

こうした患者さんたちには、「リワークプログラムに通えるようになるためのリハビリテーション」が必要です。リワークプログラム自体が復職のためのリハビリなのですが、それではいきなりハードルが高すぎるので、リワークプログラムに通える準備を整えないといけません。ここをしっかり押さえないと復職はまず上手くいきません。

このような場合、当院では**「リワーク準備入院」**という入院下でのプログラムの利用をお勧めしています。このプログラムは以下のような内容でメニュー構成されています。

① 生活リズムを整え、朝きちんと起きられるようにして、安定した通いに備える。
② うつ病の症状のなかで改善の悪い部分を個別に見つけ出し修正する。
③ ある程度の集中力、持続力をつけるトレーニングを行い、実際のリワークデイケアプログラムへの参加体験を通して、専属のリワークコーディネーターより個別の指導を

リワーク準備入院のプログラム構成

心理教育・心理療法

- 疾患教育
- 認知行動療法　● 交流分析
- SST（ソーシャルスキルズトレーニング：社会生活技能訓練）

➜疾患・症状理解やリワークに対するモチベーションを上げる。

体力・集中力　作業能力の向上

- 陶芸　● スポーツ
- 社説の要約　● 計算

➜日中に運動や手先、頭を使った作業をすることで、体力を向上させ集中力や認知機能を高める。

目的
- ・生活、睡眠リズムを整える
- ・リワークへのモチベーションを高める

生活・睡眠指導

- 睡眠指導教育
- 栄養指導
- アロマセラピー

➜規則正しい生活や睡眠リズムを身につけてもらうために、睡眠指導を個別に行う。また、アロマセラピーや食事、リラクゼーションなどのセルフケアについても体験しながら学んでいく。

リワークスターティング

リワークプログラム参加にあたっての心構えや進め方を理解し、リワークへのモチベーションを高める。
また、入院中にリワークデイケアプログラムの一部を体験することで、実際に参加したときにスムーズに移行できるような土台をつくる。

行う。

④復職に対する不安や迷いについて、個々人の性格傾向を踏まえて臨床心理士によるカウンセリング、認知行動療法を行う。

⑤多様な集団プログラムや勉強会を通して、リワークに対する認識や感覚を強化してもらう。

⑥アロマセラピーや音楽療法などのリラクゼーションメニューを通じて、セルフケアの感覚を養ってもらう。

高くハードル設定された大企業の復職に際しては、このような多面的アプローチのプログラムの下、個々の性格や置かれた状況に配慮したオーダーメイドのきめ細やかな対応が必要なのです。

中小企業にとって復職は死活問題

中小企業の場合には、そもそも休職制度がきちんと整っていないケースが少なくありません。また、専属の産業医がいるところもほとんどありません。

最近は厚労省からの指導で、中小企業でも休職制度の整備が始まっていますが、まだまだ十分なものではありません。現実的に、休職者に給料を出すことなどできない、という企業が多いからです。

このため、中小企業に勤めていてうつ病や不安障害になり出社できなくなれば、あるいは治療のために休職が必要となれば、必然的に失職となることも多いようです。

比較的短期間の休職なら、待ってもらえる企業もあります。しかしそのような場合も、なかなか復職支援までは手がまわらない可能性が高いのです。

自宅で療養してようやく良くなったのに、うつ病になった職場にそのまま戻らなければいけないというのは、患者さんにとっては大きなプレッシャーになるでしょう。それが、再発や休職のくり返しにつながっていくのです。

とくに、最初に休職して復職したときが重要です。最初の復職でうまくいけば、そのままやっていけることが多いのですが、そこで失敗して再び休職すると、3回目、4回目と休職・復職をくり返すようになります。そうなると解決は難しくなっていきます。

中小企業においては、会社の社長ですら「復職支援」ということを認識されていないことが多いので、患者さんは主治医と相談して、自分で復職支援の道を探すことが必要となる場合もあります。都道府県の障害者職業センターなど、復職支援をしてくれるサービスをインターネットで検索して調べるとよいでしょう。

復職支援は、決して患者さんのためだけにあるものではありません。従業員が少ない会社では、たった一人の戦力がいなくなったことで、ほかの従業員に大きなしわ寄せがきます。患者さんがうつ病になった原因が会社の環境にあったのなら、ほかの従業員も次々とうつ病になっていく危険性が高まるわけです。

これは非常に大きな問題です。中小企業の経営者も、復職支援について真剣に考え、またあらためて職場環境を見直すことが、企業存続のためにとても大切になってきます。

また、こうした問題の解決を目指して医療のほうも、中小企業で休職した人に特化した復職支援というものを考えていかなければなりません。従来の復職支援プログラムが大企業のエリート社員向けのものであることを考慮して、現場に即した現実的に効果のある個別性を重視したプログラムの工夫が求められているのです。

大切なことは、一人ひとりの患者さんの生活背景を見ながらホリスティックな立場で支援プランを立てていくことです。民間の医療機関、とくに開業クリニックでは決して簡単なことではありませんが、これを進めていかないと患者さんは最終的に救われないし、社会的には貴重な労働力の損失となっていきます。

復職支援は、患者さんの人生の問題としても、社会の問題としても、とても重要な鍵を握っているのです。

リワークプログラムの実際

リワークプログラム成功の秘訣は、なぜこのようなプログラムが必要であるのかを患者さん自身がしっかり理解して、復職へのモチベーションを高めていくことにあります。そのために、まずはリワークへの心理教育が必要になってきます。

信じられないことですが、リワークデイケアに通っている人のなかには、リワークという言葉の意味さえ理解できてない人がいます。また、精神科クリニックの医師のなかにも、ときどきリワークという言葉の意味を知らない先生がいます。

ある地方都市の先生から紹介されて来られた患者さんは、「もう復職も間近です。なんでも東京には横文字の素晴らしい復職支援サービスがあるそうだから、復職前に行ってみなさい」と言われてやって来ました。

　笑い話のような話ですが、実際、その患者さんは何のために遠路はるばる当院を紹介されたのか、理解していないのです。そのまま復職したら自分がどうなるか、復職前に慎重に心身を慣らしていかなければならない、そういうことも理解していません。私はこう言いました。

「服薬して良くなったかもしれませんが、職場で求められている集中力や判断力は、薬を飲んで待っているだけでは回復しない機能なんです。足を骨折した人は、骨がくっついても歩けるようにはなりませんね。衰えた筋肉を鍛えないとダメです。それと同じで、メンタルもリハビリが必要なんです。メンタルの筋力トレーニングです」

　このようなリワークに対する「心理教育」は、リワークプログラムに欠かせないメニューです。

　また、復職のために必要不可欠なこととして「朝きちんと起きて会社へ行ける、夜は眠れる」という、ごく基本的な生活リズムが確立しているということがあります。1日のリズムが確立できていないと、復職はうまくいきません。

　そこで、睡眠日誌や1日の簡単な日誌をつけてもらい、個々の生活リズムを振り返るということを行っています。

また、各リワークプログラムは、それぞれ実施する時間も決められています。その決められた時間にきちんと参加できるかどうか、というところをリワークでは評価します。好きなときに来てやる、イヤになったらやめるではダメです。

集中力や持続力も、評価するポイントです。スポーツ、事務作業、ディスカッションなどを集中して続けられれかどうかを見ます。

協調性も重要です。ほかの人とチームを組んで共通の目標を達成するために力を合わせられるか、あるいは、仮想上司に意見が言えるか、ほかの人の意見を聞けるか、ディスカッションができるか、などです。

また、気持ちが安定しているかどうかも大切です。調子が良いときはいいけれど、ときどきやる気がなくなる、気持ちにムラがあるというのでは、安定した就労はムリです。

リワークデイケアを始めて最初は半日参加できればOKで、少しずつコマ数を増やしていきます。最終的には週に5日、午前と午後を通して休まないで参加できるようになれば卒業です。自動車教習のように、4段階のステップに分かれていて、各ステップをクリアできたら次に進みます。

デイケアでのリワークプログラムにいきなり参加するのがムリな人は、前述の「リワーク準備入院」となります。入院して心理教育を受けながら、1日の生活リズムをつくっていくことがポイントになります。

うつ病はだいぶ良くなったが、どうしても公共の交通機関は利用できないという人も多いので、この場合もリワーク準備入院の中で行動療法（エクスポージャー法）などを行い、電車やバスを一人で利用できるようにして、「通えない」ということを克服していきます。

再発させないための工夫

いま必ずしも復職支援がうまくいっていないのは、個別の状況に対応できるような標準化されたプログラムがないからだと言いました。これをもう少し具体的に言うと、リワークプログラムを実効性のあるものとするためには、「セルフケア」と「環境調整」の二つをもっと重要視しなければならない、ということになります。

セルフケアというのは文字通り、自分自身で工夫して病気の予防や再発防止ができることです。

たとえば腰痛持ちの人は何度もくり返すうちに、こういう姿勢は良くない、朝起きた途端に重いものを持つと危ないというように、個別のリスクを理解して回避する工夫をするようになります。うつ病などのストレス性疾患でも、治療によって回復した経験を活かして、自分に合ったセルフケアを見い出し、二度と再発しないよう生活の中でコントロールできるようになることがとても大切なのです。

本書で紹介するさまざまなホリスティックメニューを利用してもいいでしょう。アロマ、ヨガ、森林浴など、日常生活のなかで手軽に行える趣味的なものをいくつか持つことが理想です。

あるいは、自己主張（アサーション）をすることで自分の心を守る、という方法もあります。また、的確にセルフケアを行っていくには、自分自身の考え方の癖を理解しておくことも有効かもしれません。

ちょっと調子が悪いかな、イヤな方向に行きそうだなと感じたときに、うまくセルフケアを行うことで調子を整えることができれば、未病の段階で回復でき再発しにくくなります。そうしたスキルを、リワークプログラムのなかで、それぞれの患者さんに合ったかたちで身につけてもらうことが大切です。

そしてもう一つ重要なのが、環境調整です。実際の復職前には、患者さんの上司と念入りに打ち合わせをして、仕事や職場に根本的な原因があるのかどうかを確認することが重要です。その人に合っていない仕事を無理矢理やらされていた状況であれば、交渉して調整していきます。職場とのマッチングと呼びますが、そこまで踏み込んで環境調整を行います。

家庭環境も重要です。奥さんや旦那さんとうまくいっていない、親との関係が良くない、そういう場合には、必要に応じ家族療法（家族とのカウンセリング）を行い、家族関係を調整するようにします。

こうした個別的なアプローチは人それぞれの事情に関連することですから、リワークプログラムに組み込んで画一化することはできません。しかし、こうした個別の問題こそ重要で、これを復職支援のなかで一つひとつ解決していかないと、結局はうまくいかないことが多いのです。

復職支援は画一的にはできない、治療と同じように患者さんごとにオーダーメイドで行わなければうまくいかない、ということです。

小さなステップを慎重に踏んで、寛解、さらに復職へと結びつける

廃人のようになって現れたエリート

太田隆一さん（仮名・39歳）は、京都の出身です。関西の一流国立大学を出て某大手商社に就職し、東京で勤務を続けていました。

実家のお父さんは古武士のような風貌の厳格な人で、小さいころから「弱音を吐くな」「人に背を向けるな」と厳しく育てられてきました。そのためか、隆一さんは１２０パーセント真面目な頑張り屋さんです。どんなに忙しくても、どんなにイヤな仕事でも、断らずに引き受けるので、やるべきことがどんどん膨れ上がりました。結婚して二人の子どもがいますが、深夜に帰宅して早朝から出て行くので、家族と顔を合わすこともほとんどありません。

そんな状況が続くうちに隆一さんはうつ病となり、休職して治療に専念することになりました。34歳でした。

調子が良くなると復職して出勤しますが、まともに仕事ができず、すぐに休職に戻ってしまいます。そんなことを、34歳のときから3年間も続けていました。

休職をくり返すうちに病状は悪化していきました。まともにしゃべれないし、言ったこともすぐに忘れます。計算もできません。家では寝たきりに近く、たまに起きて食事したかと思うと、またすぐ寝てしまいます。

お正月に実家に帰ったときは、お父さんから「ここまできたら生き恥だ」と強く責められたそうです。それでも隆一さんにはどうすることもできません。

大学病院の精神科に通院していましたが、薬が増えるばかりで治療はうまくいっていませんでした。二人の子どもを抱えて憔悴しきっている奥さんを見て、治療の行き詰まりを感じた主治医から「復職の可能性も含めて診てほしい」と、当院を紹介され、ご夫婦で来院されました。

病状の寛解、リワーク準備、リワークデイケア、そして復職へ

来院された隆一さんは、視線はうつろでまったく生気がなく、まるで廃人のようでした。復職云々以前の問題で、まずは重篤化したうつ症状に対する治療が必要な状態でしたので、早速、ストレスケア病棟での入院治療が開始となりました。

たくさんの薬を飲んでいたので、まずは薬を整理しました。最低限必要な薬だけを残し、点滴をしながら余計な薬を抜いていきました。薬が多いと自然治癒力が作動しないからです。また、体内リズムを正常化するなど、睡眠リズムを取り戻す治療も行いました。

隆一さんのうつ症状が良くなるまで、2カ月ほどかかりました。病状もほぼ寛解し、退院を検討する段階となりました。しかし、このままではとても復職できそうにありません。実質的に3年間も休職していますから、じっくりとリワークプログラムを重ねていく必要があります。

ところが隆一さんの体力や持続力はまだ低下したままであり、そのままリワークプログラムに通うことは難しいと考えられました。そこで当院での入院を継続したまま、リワーク準備プログラムを行っていくことにしました。そのうえで、リワークデイケアに進もう

と計画を立てたのです。

結局、病状の寛解に2カ月、リワーク準備入院が1カ月、実際のリワークプログラムは通常3～4カ月かかるところを半年かけました。こうして全部で9カ月もかけて、ようやく復職までこぎつけたのです。

復職前の2カ月間は、隆一さんの復職後の仕事について、職場の上司と念入りに調整を重ねました。どのくらいの仕事からスタートするか、勤務時間はどうするか、どのようなペースで仕事量を増やしていくか、そういうことを打ち合わせ、その内容は隆一さんにも逐一フィードバックしました。そして、復職したときのイメージをご自身のなかで描けるように援助していったのです。こうした環境調整をしっかり行った甲斐もあり、隆一さんは復職後うまく職場に適応でき、それからはもう休職することもなくなりました。

現在、復職して3年ほど経過していますが、いまは残業もふつうにしていますし、ハードな仕事も問題なくこなせています。もう完全にふつうです。

復職してから、隆一さんのお父さんが一度病院に見えました。家族内の環境調整のこともあったので、京都から来ていただいたのです。お父さんからは「命の恩人」とまで言われ、熱烈に感謝していただきました。

隆一さんのうつ病は、重篤でした。しかしこれだけ重くても、復職は可能なのです。重要なことは「スモールステップを踏む」ということです。早く治さなければと医師が焦れば、どうしても薬が増えます。それがかえって事態を悪化させてしまいます。

小さな一歩でも確実に前進していく、それを継続することができれば、人の自然治癒力に従ってうつ病も確実に回復していくのです。

実際の復職の前にじっくりセルフケアの方法を覚えてもらい、環境調整を事前にやっておくことも大切です。そこのところをはしょって「とにかく復職」と焦ってしまうと、途端に振り出しに戻ってしまうことがあるので注意が必要です。

PART 5 ドクター選びのポイント

ドクター選びは、患者さんの重要な仕事

第一部の最後に、精神科・心療内科における「ドクター選び」のコツを簡単にまとめておきたいと思います。

まず、医師は患者さんが選ぶ、ということを理解しておく必要があります。ある医師に診てもらって少しでも不安が残ったら、遠慮なくほかの医師にも診てもらって「セカンドオピニオン」を聞くべきです。

じっくり治療に取り組んで疾患から回復していくためには、医師との相性も大切になってきます。それには医師選びを慎重に行うことが重要ですし、場合によっては主治医の変更を検討してみる必要があるかもしれません。

患者さんのなかには、世話になった先生に悪いのではないかと考える人が少なくありま

せん。しかし、これは思い違いです。多くの医師は、患者さんが自分に合った医師を見つけることが大事であることを理解しています。

どのような基準で精神科・心療内科の主治医を選べばよいのかは、簡単ではありません。正解などはないのかもしれません。患者さんと医師との相性もあります。しかし、一般的に好ましくない医師というのは、だいたい相場が決まっているものです。そのことを知ったうえで、自分に合った医師を選ばれるようお勧めします。

では、どのような医師は避けたほうがよいのでしょうか？

転院を考えたほうがよいケース

①病気や治療について十分に説明してくれない医師

心の病気を診る医師としていちばん大切なことは、患者さんの話をよく聞き、診断した病気や治療方針について十分に説明できることです。病名だけでなく、なぜそういう状況になっているのか、どのような展望で治療を進めていくのか、薬を使うならその目的はどういうことなのかを、患者さんがわかるように説明しなければいけません。

このような説明がない医師は、通院すればするほど患者さんの不安が増していきますのでやめたほうがよいでしょう。

②患者さんの状況を見ないで薬を処方するだけの医師

ストレス性疾患の治療は「1＋1＝2」のように、誰にでも当てはまる解決方法があるわけではありません。したがって、うまくいかない場合もあります。とくに薬物療法では服用後の患者さんを注意深く観察し、必要なら修正することも大切です。

病状の改善もないのに何の説明もしてくれず、同じような薬を処方し続ける医師は避けたほうが賢明です。

「私の治療に文句があるのか」というような雰囲気の先生も多いようですが、このような医師にストレス性疾患が診られるわけがありません。

③認知行動療法などの心理療法に関心がなく勉強していない医師

ストレス性疾患は、生活環境のストレスが引き金になって発症することが少なくありません。そのときの心理状態にしても自分らしさを失ってしまっているわけですから、治療では患者さん自身が自尊心を回復し、元の心理状態に戻ることが求められます。

そのために、認知行動療法や森田療法などの心理療法は欠かせません。薬物療法は、むしろその補助役です。必要ない場合もあります。そのことを理解し、また実践できる医師でなければ、治療は停滞してしまう恐れがあります。

④ストレス性疾患を専門に扱っていない医師

同じように精神科クリニックを開業している医師でも、その先生が専門に勉強してきた分野、興味をもっている分野は先生によってかなり異なっています。統合失調症が専門で、その治療を得意としている先生は、ストレス性疾患にはあまり詳しくないかもしれません。

また、心療内科と標榜しているクリニックのなかには、メンタル系の診療を専門としていないところもあります。とくに、内科、小児科、皮膚科などの後に心療内科が付け足しで表示されているような場合は、ストレス性疾患の専門的な診断や治療は困難かもしれません。ストレス性疾患の患者をたくさん診ている専門の先生に診てもらうことが大切です。

医師を信頼することも大切

一方で、良い先生に出会えたと思ったら、その医師に長く診てもらうことも大切です。というのは、ストレス性疾患にはいつも「再発」という危険がつきまとっているからです。良くなったあとも再発させないような生活をアドバイスしてもらったり、少しでもおかしいと思ったときに過去の自分を理解している先生に診てもらえることは、大きなアドバンテージです。

また、患者さん側も医師を疑心暗鬼に捉えるのではなく、医師との信頼関係を積極的に築いていこうとする意識を持つことが必切です。これは治療成果を左右する大事なことです。

長く診てもらうという意味では、大学病院は適当ではありません。大学病院にも良い先生はいますが、外来を担当する若い先生には転勤が多く、継続して診てもらえないことが多いからです。患者さん個人に対する思い入れも、独立して地域で開業している先生より低いのではないかと思います。

大学病院は、治療に行き詰まったり、特殊な病気だったり、ほかの診療科の病気も併発しているような場合に、紹介してもらって行くところと位置づけておきましょう。

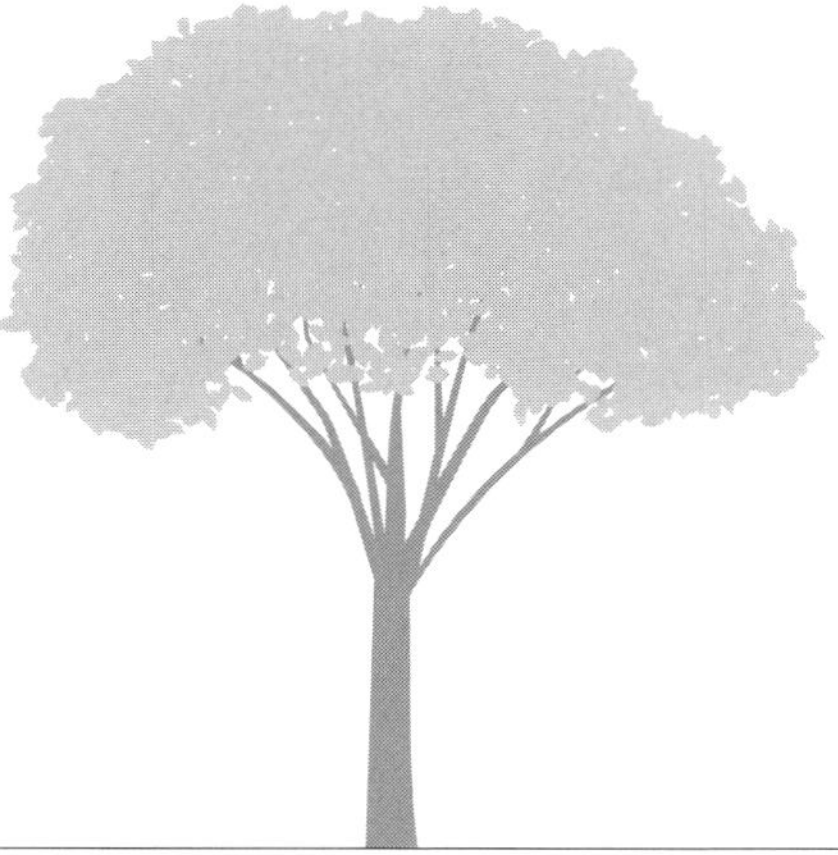

第2部

症例で見る心の病気の治し方

PART 1 うつ病

「うつ病が増えている」と一口にいわれますが、症状、経過、程度などはさまざまです。ある程度症状が重い人には抗うつ薬は必須となりますが、あくまでも薬剤は、うつ病治療の目標達成のための補助として考えなければいけません。

うつ病治療の目標とは何かというと、「患者さん本人が自分らしさを取り戻すこと」です。そのためには、自分自身が安心できる治療者を見つけて、自分の中の自尊心の回復を図ることが重要です。

また、うつ病は治ったからといって安心できる病気ではありません。たとえば、うつ病の症状が良くなってもそのまま休職していた会社に戻ると、またうつ症状をぶり返してしまうことがあります。そうやって復職と休職をくり返す人がとても増えているので、うつ病からの回復には、リワークプログラムなどのリハビリ治療がとても大切なのです。

症例1　女性の典型的なうつ病

本人がうつ病とは思っていない

原因不明のさまざまな症状

原田敦子さん（仮名・33歳）は看護師さんです。ご主人と一緒に来院されました。最初は風邪だと思っていたようです。子どもから風邪をうつされて微熱が出ていたのですが、ほかに症状はなかったので仕事は休まなかったそうです。しかし何日たっても熱が下がらないので、仕事を休んで病院へ行き、薬をもらって寝ていました。それでようやく平熱に戻ったと思って日常に戻ると、再びだるい感じになって微熱が出てくるのです。

ご主人が心配するので、総合病院の婦人科や消化器科でいろいろな検査を受けましたが、異常は見つかりません。

そのうち敦子さんは眠りが浅くなり、朝起きられなくなりました。頭重感があり、後頭部から首筋にかけて強いコリを感じるようになりました。好きな料理も億劫になって、ひどい味付けにしてしまったこともありました。勤務中も以前のようにてきぱきと仕事をこなすことができません。何事にも気分が乗らないのです。相変わらず、微熱は続いていました。

この頃ご主人は、敦子さんの表情が以前と違っていることに気づきました。いつも快活でほがらかな感じだったのに、どこか寂しげなのです。

「うつ病ではないか」とご主人に言われた敦子さんは「そんなことはないと思う」と答えましたが、そのときはじめて「もしかして……」と思い、受診を決意しました。

本人も家族も「うつ病」であることを受け止めること

結局、敦子さんはうつ病でした。それも典型的な、働く女性によくあるパターンのうつ病です。

そのパターンとは第一に、本人は特別なストレスを意識しているわけではありません。毎日を前向きに過ごしています。何かに困っているという自覚もありません。

しかし、知らず知らずに睡眠が悪くなっていって、午前中が調子悪い、家事や仕事で箇単なミスをする、頑張りたいのに頑張れない、なぜか意欲が湧いてこないといったことが起こってきます。

また、本人がそうした心の症状に気づいていなくても、微熱・頭重・肩こりといった身体的な症状が現れて、それがなかなか良くならないというのも特徴です。

誰もまさかうつ病とは思わないので、この段階で精神科クリニックを受診することはまれです。ほかのいろいろな診療科で診てもらっても異常なしで、結局は忙しい日常にまぎれて放置されてしまうのです。うつ病は、そのまま悪化していくことになります。

敦子さんの場合は、ご主人が注意深く見てくれていたおかげで早期の受診となりました。治療でまず大事なのは、これはうつ病という病気なんだと、本人も家族もしっかり理解することです。決して怠けではなく、病気であるから治さなければいけないと認識しなければいけません。また、うつ病になった生活上の要因を考え、それを家族や上司などと共有することも大切です。そのうえで、少量の抗うつ薬を使います。

敦子さんの微熱は、まもなく出なくなりました。それとともに集中力や判断力も戻り、夜もぐっすり眠れるようになっていきました。

このような初期段階で的確な治療を行えば、うつ病は決して長引く病気ではありません。

お母さんはつらいよ

核家族化の時代といわれてもう何十年も経過していますが、昔のようにおじいちゃん、おばあちゃんが家庭にいないと、主婦は一人で家のなかのすべての責任を背負って行かなければなりません。そのうえ仕事も持っていると、毎日の「やるべきこと」のプレッシャーは本人が思っている以上に大きくなっています。

現実的に、いま睡眠が十分に取れていない家庭の主婦はとても多いと思います。とくに、まだ子どもが小さくて共働きをしているような状態では、お母さんは朝早くから夜遅くまでさまざまな雑事に追われています。

まだ若ければ、1カ月や2カ月程度は、何とかこなせてしまうかもしれません。しかし何年もそういう状態が続いていくと、心身の疲労も蓄積していくものです。

敦子さんは20代半ばで結婚し、二人の男の子を授かりました。長男が生まれてから仕事は辞めていましたが、長男が小学校に上がったのを機に下の子を保育園に預けて仕事に復帰していました。それから1年あまり経過して、うつ病が発症したのです。

このようなケースは、自身を犠牲にして家族に尽くすことを美徳とする日本のお母さんによく見られるうつ病の典型例といえます。家事と仕事を両立されている主婦の方はとくに注意が必要です。

症例2　男性の典型的なうつ病

課長に昇進したが重責に応えられない

「会社に申しわけないので、死んでお詫びしたい」

鈴本光一さん（仮名・37歳）は、某大手電気メーカーに勤めています。

光一さんは小学生のころからクラスの人気者で、スポーツも勉強もよくできる子でした。人当たりが良く、誰とでも仲良くなれる明るい性格です。大学時代も学業とともにテニスサークルやバイトをそつなくこなし、就職活動もそれなりの成功を収めました。「世渡り上手」のタイプといえるのかもしれませんが、とくに人から嫌われることもなく、就職したあともたくさんの同僚や上司から信頼される存在となっていたのです。

もともと頭が良く、気配りができ、仕事も早いので、とんとん拍子に出世します。光一さんは、36歳で課長に昇進しました。同期ではトップでした。課長に昇進した光一さんは、さらに張り切って仕事に取り組んでいきます。

それまでも残業は多かったのですが、課長になってからは月に100時間を越えることもざらでした。仕事は増える一方で、やがて家に帰れない日もしばしばとなっていきました。終電に間に合わないときは近くのビジネスホテルに泊まり、もっと遅くなると会社に泊まり込んだりもしていました。

そんな状態では、夫婦のコミュニケーションも不十分になり、関係はしだいに冷めたものとなっていきます。奥さんの目から見ると、光一さんは口数がめっきり少なくなり、どこか冷たい感じがして、「もしかしたら浮気しているのでは?」といった疑惑さえ芽生え始めていたのです。

やがて光一さんの様子に、はっきりと変化が現れてきました。毎朝、必ず1時間ほどかけてインターネットや新聞をチェックしてから出勤していたのに、最近はぎりぎりまで寝ていて、食事も摂らず、コーヒーだけ飲んでぼんやり出かけるのです。

奥さんはおかしいと思い、本人に疲れが溜まっていないか訊ねてみました。心の底の

「疑惑」もありましたが、疲れているだけなら少し休んだほうがいいと思ったからです。

しかし光一さんの返事はあいまいで、要領を得ません。

それでも心配ですので、奥さんは毎晩のように光一さんに仕事のことなど訊いてみました。すると、光一さんは少しずつこんなことを話し始めたのです。

「自分は若くして課長になったけど、課長の重責にはとても応えられそうにない」

「ほかに優秀なヤツもいるのに、こんなオレが課長になって申しわけない」

「死んでおわびしたい……」

びっくりした奥さんが、ご主人を連れて私の診察室に来られたのは、それから間もなくのことでした。

「あなたが休むことが、会社のため」

ご主人にお話を伺うと、最初は何が言いたいのかもよくわかりませんでした。焦燥感が強く、判断力も低下してしまっているので、相手がわかるように論理的に説明することができないのです。うつ病の、それもかなり進んだ状態でした。

その後、会社の人からも「課長の様子がおかしかったのですが、責任感の強い人でこちらから何を聞いても『大丈夫だ』の一点張りでした」と伺いました。周囲からも「病院へ行ったほうがいいのでは」と受診を勧めようとしていた矢先だったようです。

光一さんは、私にこう言いました。「どうしてもやる気が起こらなくて、会社で一日ぼーっとしていることもあります。仕事で失敗した夢を見て、夜中に目を覚まします」

そして、私にこう訴えました。「会社に申しわけない気持ちでいっぱいで、もう生きていけません。死んでお詫びをしたいのです……」

涙を流し、嗚咽しながら「助けてください、先生」と絞り出すように言いました。

「会社の役に立とうと思うなら、まずあなたが休むことです。そして、しっかりうつ病を治してから、会社に貢献すればいいんですよ」

私はそう言って、ストレスケア病棟への入院を勧めました。

自分を取り戻してもらうための入院治療

先ほどの敦子さんの場合もそうですが、うつ病は見方を変えればエネルギーが枯渇した電池切れのサインともいえますので、一旦厳しい現実から離れ、自分のリズムを取り戻すべく、ゆっくり休んで充電することが大切です。抗うつ薬も有効ですが、薬が主役なのではなく、あくまでも薬は本人の自然治癒力を引き出す道具であることを忘れてはいけません。

ゆっくり静養してリズムを取り戻し、ある程度の判断力が戻ったところで、認知行動療法などの心理療法を行います。

「一生懸命に真面目に努力するのは決して悪いことではないが、すべてを抱えて背負っていくには無理がある、もう少し楽に生きよう」。そういうことを仕事から離れてあらためて客観的に考えてもらうようにするのです。

また、「自分らしい生き方をすればいいんだ」、ということに気づいてもらうことも大切です。それが楽に生きる道なのです。

家族のため、会社のために仕事をするという意識は素晴らしいものですが、そこで無理を重ねて潰れてしまっては何にもなりません。100メートル走を走るスピードでマラソンを走り続けたら、誰でも必ずリタイアしてしまうでしょう。ペースを守り、きちんと給水も取りながら走らないと完走できない、そうしないと最終目標を達成できない、その当たり前のことを理解する必要があります。

光一さんのように「昇進うつ」と呼ばれるようなうつ病になる男性は、とても多いものです。彼らは自分らしさを消してがむしゃらに頑張るやり方を覚えて、そこから抜け出せなくなっている人たちです。こういった人たちにはとにかく休息して、かつての自分らしさを取り戻してもらうことがいちばんの治療になるのです。

症例3　いわゆる「新型うつ」と呼ばれる病態

うつ病で会社に行けないけど、サーフィンはできる？

「会社へ行ってもパッとしなくて……」

中野泰志さん（仮名・28歳）は、某食品メーカーの企画部に勤めています。性格的に明るく、仕事にも積極的で、とくに勤務状態に問題があるわけではありませんでした。

ところが、ある年の春ごろから、出社しない日が増えてきたのです。

最初は、無断欠勤でした。上司が心配して家に電話をすると、「どうしても起きれないから休んだ」と言います。連絡もせず休んだことを叱ると、そのときは翌日からまた出社するようになりました。

ところが2週間ほどたって、また休みがちになりました。今度は事前に連絡をしてきましたが、休む理由は「起きれない」「会社へ行ってもパッとしない」「ぼーっとして頭が働かない」「アイデアが浮かばない」といったはっきりしないものでした。

当初は1週間に1回ほどだった欠勤は、3日おきになり1日おきになり、やがて2〜3日連続になりました。そんな状態が2年近くも続いていたのです。

上司は困りながらも、うつ病かもしれないという心配はあったようです。そこで、精神科クリニックへの受診を勧めようと、欠勤している泰志さんの携帯電話に連絡を入れました。すると、泰志さんは、海辺のリゾート地にいたのです。

「いま海に来ています。気分転換が必要かと思って、サーフィンしてるんです」

上司は呆れてしまいました。

しかし泰志さんは、決して怠けていたわけではありません。休みグセがついて、さぼってしまったわけでもありません。彼は彼なりに悩み、苦しんでいたのです。

泰志さん自身、自分はうつ病なのではないかと考え、インターネットでうつ病のことを調べています。そして、適度な運動やからだを鍛えることも必要なんだと考えて、サーフィンや登山に行ってみたりしていたのです。

泰志さんは上司のアドバイスもあり、自分でも心配だったので、精神科を受診してみようと思ったそうです。

「新型うつ病」とまとめて軽視するのは危険

診察室に入ってきた泰志さんは、なんとなく活気のない感じでしたが、自分の状況をきちんと言えるし、それで自分がどう困っているのかも伝えることができました。うつ病の患者さんに見られる暗さも感じられません。うつ病には見えないのです。

うつ病で会社を休んでいるのであれば、サーフィンや登山などへ行くこともできないと考えるのがふつうでしょう。だから「これはうつ病ではない」とか「甘えているだけなのだ」などと決めつけられがちです。

たしかに泰志さんのような若者が増えていて、「新型うつ」とか「現代型うつ」とか呼ばれています。また、そうした若者が病院を受診しても「大したことないから病院なんか来なくていいんだよ」とか、「病気じゃないから仕事を休む必要はないだろう」などと軽くあしらわれて、問題ないと決めつけられてしまう場合が多いのです。

そうした医師たちの言葉の裏側には「社会や会社に適応できないから自分の都合で怠けているだけだろう」といった見方が見え隠れしているのですが、そのような適当な対応（大雑把な社会現象として扱うこと）は非常に危険です。

泰志さんのような「新型うつ」と呼ばれている病態の多くは、学問的にいえば、大うつ病に対する「小うつ病（マイナー・デプレッション）」、あるいは気分変調性障害に該当するものです。うつ病未満の軽いうつ病なのです。

しかし、これが何年も続いているような状態では、本人も悩み苦しんでいます。その状態から抜け出したくて必死です。焦燥感も高まっています。その結果、大したことはないと思っていても突然、自殺してしまうことさえあります。

「これは流行りの新型うつだ」「打たれ弱い若者の特徴だ」「現実逃避しているだけだ」などと軽く考えてはいけません。本来のうつ病と同じように、一人ひとりの患者さんと向き合い、慎重に治療を行っていく必要があります。

世の中がつくっている、新しいうつ病

いま20代前後の若い人たちに「新型うつ」と呼ばれている病態が増えているのは、社会のハードルが高くなりすぎた結果ではないかと私は考えています。

多くの人は気づいていませんが、コンピュータとIT化の進歩によって我々の日々の仕事は、質量ともにより高いところを求められるようになっています。乗り越えるべき壁は延々と続き、次々と乗り越えていかなければ自分の存在価値自体もなくなってしまいます。能力の差は歴然と現れてきますし、自分の限界も簡単に見えてきます。

また、多くの高度なスキルが求められる時代となった一方で、人との交流はSNSやラインやメールだけとなり、もはや身近に助けてくれる人は誰もいなくなりました。

かつて人と人との関係だけで仕事が行われてきた時代は、もっと個々人の仕事は大らかだったはずです。「できなきゃしょうがないなあ、みんなできないからなあ」と言って笑ってもらえるような雰囲気がありました。人間関係の絆が、仕事の根幹にあったのです。

その絆がなくなったいま、若い人たちはただ能力だけを求められ、心を消耗させるしかないのです。

「ゆとり教育」で育てられた若者たちは、いま心の行き場を失っています。寂しさを紛らわすために夜遅くまでゲームをしたり、友だちとラインで話したり、飲み会でだらだらと時間を過ごしても、心の状態は一向に改善しません。むしろうつ状態は悪化していきます。集中力、判断力がさらに低下し、頭が重くすっきりしない、とくに朝がダメでまた会社を休むという悪循環に陥っていくのです。

自分の状況に困っていなければ「アパシー」か「回避性人格障害」

もちろん、本当に怠けている人もいるでしょう。しかしそういう人たちは、会社を休みたくてズル休みをしているわけです。泰志さんたちのように「新型うつ」と呼ばれている人たちの多くは、会社に行けない、仕事に集中できない自分をなんとかしたいと考えています。

重要なのは、本人がその状況に困って悩んでいるのかどうかを見極めることです。この人は「遊びに行けるのに会社へは行けない」という表面的なことに注目するのではなく、本人の「苦悩」を引き出し、そこに焦点を当てなければいけません。

どのような仕事に就いても飽きてしまって長続きしない、ちょっとしたハードルに出会うとすぐやめてしまう、どうしても自分の楽なほうに流れてしまうという人たちも、たしかにいます。しかしそういう人たちは決して自分では困っていません。困っているのは周囲です。

それは専門的にみればうつ病ではなく、「アパシー」とか「回避性人格障害」と呼ぶべきものです。病気ではなく、その人のパーソナリティの問題です。どのように治療するかというよりも、これからいかに社会に適応していけばいいのか、どのように成長していくべきかという問題になっていきます。

回避性人格障害の患者さんも診察には来ますが、それは自分が困っているからではありません。家族に連れてこられた、あるいは周囲に受診するように言われた、というのが動機になっています。「受診しないと母に怒られるので来ています」と語る、ある一流大学在学中の学生がいました。本人はなぜ精神科クリニックに来ているのかよくわかっていないのです。

一方、「新型うつ」と呼ばれている病態は、そのほとんどは簡単にいえばうつ病の軽いものであり、その患者さんの問題を、パーソナリティだけの問題として決めつけてしまうのはとても危険なことなのです。「新型うつ」と呼ばれる患者さんは自分自身の状況に苦しみ、悩んでいるわけですから、治療者は本人としっかり向き合って、自分自身を取り戻してもらうような心の「治療」を施す必要があるのです。

自分のリズムを取り戻したうえで、家族や職場の理解も重要

このような現代型のうつ病においても、治療で必要なのは心とからだのリズムを安定させ、自分らしさを取り戻すことです。

第一に重要なのが「睡眠」です。質の良い十分な睡眠が取れるようになれば、からだも心も自然に回復していきます。そして少しずつ、本来の自分のリズムを取り戻すのです。良い睡眠を得るためには、規則正しい生活を送るための指導も必要になります。

ストレスがあると、家に帰ってもついだらだらとゲームをしたり、面白いとも思わないテレビをぼんやり見続けたりして、つい夜更かしをしてしまいます。また、食事の時間や内容なども不規則になりがちです。そうした生活習慣のすべてを見直して、規則正しい生活を送れるようにしていくのです。

また、職場の上司や家族の存在も大切です。

泰志さんのケースでは、上司は泰志さんのことを心配していますが、職場では「欠勤しがちなヤツ」「仕事に集中できないヤツ」というレッテルを貼られています。現実は、どうしてもこんなものです。

そこで、上司には泰志さんの病状をしっかり説明し、「単なる怠け癖でこうなっているわけではなく、きちんとした治療が必要な病気なんだ」ということを理解してもらい、協力を仰ぎました。治療によって症状が改善すれば、仕事もまたばりばりできるようになるわけですから、上司も安心なわけです。

また、20代の若者の場合はまだまだ両親が元気な世代ですから、会社に行けていないことを親にこっぴどく叱られているケースも少なくありません。あきれ果てた父親から「縁を切る」と言い渡されたりすることもあります。そうなると本人の焦燥感はさらにあおられます。ストレスはさらに巨大化し、蟻地獄のようにそこから抜けられなくなっていくのです。

そうならないためにも、家族にはしっかりと病気と治療方針を理解してもらうことが大切なのです。

PART 2 双極性障害（II型）

双極性障害は、従来「躁うつ病」といわれてきたものです。

うつ病との見分けが難しく、うつ病と診断された患者さんの4人から5人に一人は、実は双極性障害だったという方が含まれているようです。

双極性障害は、軽い躁状態が見逃されやすいため（うつ状態は重篤であることが多い）、うつ病と間違われることが多いのです。とくに双極Ⅱ型と呼ばれるタイプは重いうつ状態が続き、その合い間にときどき軽い躁状態が混じる程度なので、うつ病と誤診されがちです。双極性障害とうつ病は似てはいますが治療法も異なるので、しっかり鑑別して的確な治療を行う必要があります。

うつ病と診断されて抗うつ薬を飲み続けているが、一向に良くならない、ときどき調子が良くなるがすぐにまたうつ状態に戻ってしまうという場合は、双極性障害の可能性を考えなければいけません。

症例4

うつ状態から始まる双極性障害Ⅱ型

うつ病と診断され、抗うつ薬を飲み続けたが……

どうしても学校へ通えない

上原優香さん（仮名・27歳）は高校生のときに、大学受験のプレッシャーでひどいうつ状態に陥りました。精神科クリニックを受診して「うつ病」と診断され、抗うつ薬が処方されました。

その後ある程度良くなって、優香さんはめでたく大学に進学しました。ところが、1年生の後期が始まるころから再び沈んだ気分になって、学校に通えなくなりました。頭が働かない、一日中眠いといった日々が続き、このときは大学病院に2カ月入院しています。

ある程度改善したので退院して大学に復学しましたが、完全に良くなったわけではありませんでした。優香さんは、2年生になってまた休学してしまったのです。

母親が心配して「大学が合わないのではないか、ほかの学校に変えた方がいいのではないか」と提案してくれました。優香さんも、もう通うのは無理と考えていましたが、ほかの大学に移っても同じだろうと考え、結局大学は辞めてしまったのです。

それからは自宅での療養でした。うつ状態は良くなったり悪くなったりをくり返していましたが、少しずつ安定している期間が長くなってきたので、25歳のときに専門学校に通うことになりました。保育士になろうと思ったのです。

しかし、うまくいきませんでした。専門学校へは春から通い始めましたが、やがて良くない状態（うつ）が続くようになり、半年で休学の手続きを取ることになります。

優香さんは大学病院での治療を継続していました。しかし、病状は一進一退で改善の兆しが見えないので、大学病院の主治医からその年の12月に当院を紹介され、来院されたのです。

優香さんが通う専門学校では、翌年4月から復学しないと学校を辞めなければいけないという規定がありました。そこでなんとか4月までに復学できるように回復したいと、ストレスケア病棟での入院治療を希望されて当院を受診されたのです。

「そういえば、悪くなる前にはいつも元気な時期があった」

お母さんと診察室に入ってきた優香さんは、静かで理知的な女性でした。気分や感情にムラがあるようなタイプではなく、いたって真面目なお嬢さんです。

お母さんも、この子が学校に行けなくなるのはうつ病という病気が邪魔をしているからなのだと、信じているようでした。実際、そうなのだろうと私も思いました。

しかし、良くなったり悪くなったりを比較的短期間で何度もくり返しているのは、少し注意しなければいけない経過です。抗うつ薬を服用していますから、その効果が現れて症状が改善されてくれれば、ふつうは少しずつ寛解（治っていくこと）に向かっていくはずです。

そこで本人とお母さんによく聞いてみると、優香さんには調子がガクンと悪くなる前に必ず絶好調な活動的となる時期があったそうです。しかし、遊びまわったり買い物をしまくったりするわけではありません。優香さんはそういった時期に前向きな気持ちになって、専門学校への進学を決心し、実行に移すという行動を示したわけですから、当然「うつ病が良くなって本来の自分を取り戻した」と考えられていたわけです。まさかそれが軽い躁状態だったとは誰も気づかないのです。

私は双極性障害Ⅱ型と診断し、入院治療を開始しました。

ストレスケア病棟で入院治療、復学

双極性障害は、うつ状態のときには、うつ病の症状と表面的には何ら変わりがありません。しかし、頭の中ではうつ病とはまた違うことが起こっています。したがって、うつ病の治療薬、抗うつ薬はあまり効果がありません。

しかし、うつ病と診断されれば、抗うつ薬が出ます。優香さんの場合も、自分でもうつ病と信じていましたから抗うつ薬を服用していました。いったん良くなりますが、また悪くなります。それで、そのたびに薬が増えました。その結果、最初に診察室でお会いしたときは、薬の副作用か、少し会話の間があくとウトウトしてしまうような状態でした。

双極性障害の人が抗うつ薬を飲むと、治りにくいだけでなく、調子の波が強くなってかえって病状が悪化することもあります。そして悪くなると薬の種類を増やす医師も多く、それでずっと治らないままたくさんの薬を飲み続けている患者さんが少なくありません。

ストレスケア病棟に入院した優香さんに対して、私は抗うつ薬を最小限に減らし、少量の気分安定剤を処方しました。双極性障害の治療では気分を安定させることが重要であり、それだけでかなり改善することも多いのです。

また、双極性障害の場合、気分だけではなく睡眠と食欲にも波があります。これに対しては入院生活のなかで睡眠リズムをしっかりと身につけてもらい、食欲の調整も行っていきます。さらに、気分の波によって集中力や判断力も損なわれているのですが、これも行動療法などによって集中を持続させるトレーニングを行い、コントロールできるようにしていきます。

優香さんは1月に入院して、約2カ月間、ストレスケア病棟で治療を続けました。2月末に退院し、3月からは自宅でイメージトレーニングや外出訓練を行いつつ、当院の外来で集団認知行動療法などの集団プログラムも継続して行いました。

こうした治療とリハビリを経て、優香さんは無事、4月から保育士の専門学校に復学できたのです。復学後も大きく気分が落ち込むことはなく、比較的安定した状態で勉強に励むことができました。そして2年後には卒業となり、保育士の資格も取得しました。いまは保育園に就職して元気に働いています。

PART 3 パニック障害

パニック障害は、不安障害を代表する疾患の一つです。電車やエレベーターなどの密閉された空間にいるときに、このまま出られなくなるのではないか、窒息するのではないかという根拠のない強い不安・恐怖におそわれ、自律神経系の発作（パニック発作）が起きることで発症します。

やっかいなのは、一度パニック発作を経験すると同じような場面でパニック発作がくり返し起きるようになることです。そうなると、パニック発作が起こりそうな場面を異常に怖がり、避けるようになります（予期不安、広場恐怖）。

パニック発作は、脳の「青斑核《せいはんかく》」という部分の異常興奮で起こります。発作は脳内のセロトニン神経が不安定になり、その影響でアドレナリンという物質が「青斑核」から爆発的に分泌されるときに引き起こされることがわかっています。ですから、治療としてはまず、セロトニン神経を安定させる抗うつ薬を使用し、パニック発作が完全に止まることを目指します（パニック発作のコントロール）。そのうえで不安強度の低い場面から段階的に現実場面への曝露を行い（段階的エクスポージャー法）、発作への恐怖を克服していけば、予期不安、広場恐怖といった症状は自然と軽減していくのです。

パニック障害は、このように順を追って段階的に治療していけば比較的治りやすい病気といえます。

症例5 パニック障害①

50代になって、やっと発作のない生活を取り戻した！

30年以上、パニック障害を抱えて生きてきた

飯島大輔さん（仮名・56歳）は、自転車で来院しました。

最初にパニック発作におそわれたのは17歳のときでした。通学中の電車の中で突然発症したのです。それから電車が怖くなりましたが、乗車時間が短かったためなんとか通学でき、高校は出席日数ギリギリで卒業できました。

しかし、その後は電車にも車にも乗れないし、人が集まっているようなところへも行けないので、就職活動ができません。会社説明会にも行けないのです。高校を卒業してからはずっと家に閉じこもるようになり、外出といえば家のまわりを少し散歩する程度だったそうです。したがって大輔さんは、アルバイトの経験さえありません。行動は、自転車で行ける範囲だけです。そうしたなかで、何度もパニック発作をくり返す。そんな生活を50代になるまで、何十年と続けていたのです。

「ようやく自分の人生を楽しめる！」

大輔さんは若いころに、何度か病院で診てもらったこともあるようですが、医師から「よくわからない」とか「怠け病だ」などと言われて、診断さえしてもらえなかったそうです。日本でパニック障害という病気が認知されたのが平成の時代になってからのことですから、当時の医師にはわからなかったのでしょう。

50代半ばにさしかかった2年ほど前、たまたまテレビの健康番組でパニック障害のことを知りました。大輔さんは「自分こそその病気に違いない」と確信し、いろいろ調べて当院にやって来たのです。

薬物療法とともに認知行動療法（エクスポージャー法）を行い、3カ月ほどでパニック発作は起こらなくなりました。さらに2カ月で電車にも乗れるようになり、ほぼふつうの生活が可能になりました。

大輔さんは長期にわたりパニック障害で悩んできましたが、うつ病などほかの病気を併発しておらず、薬も飲んでいなかったのが幸いでした。良くなってからは、新しく生まれ変わったように活動的になりました。「いままでの分を取り戻すんだ」と大学の夜間部に通い、昔から好きだったバイクの免許を取ってツーリングを楽しんだりもしています。パートですが仕事に就くこともでき、いまでは充実した人生を歩んでいます。

症例6　パニック障害②

電車に乗れない、歯医者、美容院へ行けない

電車内で急に心臓がバクバク

橋本佳世さん（仮名・24歳）は、大学を卒業して都内の中堅企業に就職しました。いまどき珍しい、おしとやかで控えめな、日本女性を絵に描いたようなＯＬさんです。佳世さん自身に聞いてみても「昔からちょっと几帳面で生真面目なところがあったかもしれません」と言っていました。

発症したのは、ＯＬ2年目の春でした。小さな異動があって、佳世さんの勤務する職場のフロアが変わりました。前年よりもかなりの激務となり、またそのフロアでの人間関係がうまくいっていないと自分で思い込んでしまって、会社での毎日がストレスになっていたようです。いろいろ考えると眠れなくなる夜もあったそうです。

そんなある朝、いつものように家を出て電車に乗り、吊り革につかまっていると、急に心臓がバクバクしてきたのです。やがて次の駅に停車し、たくさんの人が乗ってきて車内は満員になりました。そして、ドアが閉まって電車が走り出すと、佳世さんは息ができなくなってしまいました。密閉された空間で窒息死するのではないかという恐怖からパニックに陥って倒れてしまい、その次の駅で救急車を呼ばれるはめになりました。

ところが、救急車が駅に到着したとき、もうパニックは治まっていました。念のために救急病院に運ばれ、検査も行われましたが異常は見つかりません。佳世さん自身も大丈夫だと思ったので、会社に連絡して、そのまま帰宅しました。

しかし、翌朝起きてまた家を出ようとすると、いままで経験したことがないような恐怖を感じました。それをガマンして駅の改札口を通り、混雑するホームに立つと、もうそれだけで昨日の密閉車内の恐怖がよみがえってきて倒れそうになります。絶対に無理と思って、そのまま帰宅しました。佳世さんは、それから電車に乗れなくなってしまったのです。

留守番もできなくなった

困ったことに、恐怖の対象は電車だけにとどまりませんでした。定期的に通っている歯医者さんでも、同じようなパニック発作を起こしかけたのです。美容院で髪を切ってもらっているときも、いてもたってもいられなくなり、途中でやめて帰ってきてしまいました。その場から逃げ出せないような空間に身を置くと、急にわけのわからない恐怖におそわれるのです。

買い物くらいなら行けるかなと思いデパートに出かけても、エレベーターの前に立ったとたん、もしこのままエレベーターに乗ったら同じような恐怖におそわれる、という予期不安が頭を横切るようになりました。

こうして行ける場所がどんどん少なくなっていき、佳世さんは家に閉じこもるようになってしまいました。そしてさらに悪化し、家族の誰かが家にいないと恐怖におそわれるようになり、一人で留守番することすら佳世さんにとっては大きな脅威となってしまったのです。そうなるともはや身の置きどころはありません。

佳世さんがお母さんに連れられ、私の診察室にお見えになったのは、それからまもなくのことでした。

「恐怖のネットワーク」を断ち切る

パニック発作は、不安や恐怖をコントロールする脳内のセロトニン神経が不安定なときに、ある日突然、引き起こされます。怖がる必要なんてまったくないのに、脳が誤作動を起こしてパニックに陥ってしまうのですが、その誤作動自体、セロトニン神経の不安定さに由来するものです。そのため治療的には、まずセロトニン系の安定が不可欠となります。脳内のセロトニンを安定させるには、SSRI系の抗うつ薬が有効です。服薬すれば、2カ月くらいでほとんどの場合、誤作動であるパニック発作は起こらなくなります。

しかし、これで終わりではありません。パニック発作の経験は、海馬・扁桃体という脳内の「恐怖のネットワーク」と呼ばれる部分を強烈に活性化してしまうので、同じような状況ではしつこく発作への恐怖が喚起され、さらに恐怖の記憶は深く刻まれていくのです。

したがって、薬で発作を止めただけでは、恐怖は鎮まらず、一人での外出は困難なままの場合が多いのです。

そこで、脳のなかの恐怖の記憶を鎮める作業が必要になってきます。

まず、薬で発作が止まったら、エクスポージャー法と呼ばれる行動療法を始めます。恐怖を感じるような場面を少しずつ体験し、「電車に乗っても、そこがたとえ密閉空間であっても、決して怖いことは起こらないんだ」ということを再学習してもらい、恐怖の記憶を鎮めていくのです。

とはいえ、いきなりパニックの現場となった通勤電車に一人で乗りなさい、というのは無理があります。そこで、不安階層表というものを作成します。不安強度の低い場所から

不安階層表

セッション：第　回　　日付：　　年　月　日　　氏名：

まず、現在あなたが不安や恐怖を感じている場面や状況を思い出してみましょう。裏面に「恐怖の温度計」がありますので、それを参考に1つ1つの状況に対して不安や恐怖の度合いを数値で表していってください。いきなり大きな不安や恐怖に直面するのではなく、より容易なところからチャレンジするために、不安や恐怖の弱いものから順に並べた階層表を作成しましょう。また、現在あなたがとっている対処行動があれば記入してください。この表をもとに今後の治療計画を立てていきます。

緊張・恐怖・不安の強さ（0〜100）	状況	状況
低　10	自分の部屋にいる	
20	家の近所を一人で散歩する	「大丈夫」と言い聞かせる
35	スケジュールが詰まり、仕事に追われる	
40	電車が来る直前に駅のホームに立つ	
50	歯科診察の椅子に座る	
	各駅電車に乗る	空いていれば乗車している
55	1時間以上の会議に出席する	
60	満員のフェスティバルホールにいる	苦しい時はホールから出る
70	2時間以上運転する	休憩を取る
75	トイレのない急行列車に乗る	
80	トイレのない満員の急行列車に乗る	満員でない次の列車を待つ
90	渋滞する満員の高速バスに乗る	
高　100	飛行機に乗る	乗らないように避けている

しのだの森ホスピタル

行動記録シート

セッション：第　回　日付：　　年　月　日

氏名：

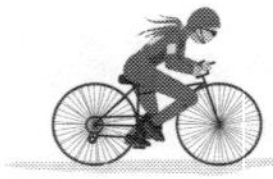

苦手な状況を不安の強さの順に配列した「不安階層表」をもとに、不安がある程度低いものから少しずつチャレンジし、日記形式にどういう状況でどういう風に感じたか記録しましょう。客観的に自分の身に何が起こっているのかについて理解が深まるという点で役立ちます。次回の診察やカウンセリングの時に、先生とこのシートを通して出来た点や難しかった点を振り返ります。また、困難な状況については、計画を見直したり、乗り越える対策を一緒に考えたりして一歩ずつ自信につなげていきますので、焦らず取り組んでいきましょう。

今回の目標：＊
＊
＊

日時	状況	実施前の気分 (強さ:0 弱～100 強%)	感想	備考
/　( ) :　～　:		(　%) (　%)		
/　( ) :　～　:		(　%) (　%)		
/　( ) :　～　:		(　%) (　%)		
/　( ) :　～　:		(　%) (　%)		
/　( ) :　～　:		(　%) (　%)		
/　( ) :　～　:		(　%) (　%)		
/　( ) :　～　:		(　%) (　%)		

1 週間観察して気付いたこと：

高い場所へと不安を感じる場所の序列をつけてもらうのです。

そして、ホームワークという形で不安強度の低い場所から実際に現地に行ってもらい、そのときに感じる不安をチェックします（行動観察記録）。馴れてきたら、少しずつハードルを上げ、不安強度の高い場所へもチャレンジしながら馴らしていき、最終的に広場恐怖を克服してもらうのです。

佳世さんのケースでもSSRI系抗うつ薬の服用を開始したところ、2カ月後に発作が止まりました。その後、エクスポージャー法のホームワークに2カ月ほど取り組んでもらいましたら、もうふつうに電車に乗って会社に出社できるようになったのです。現在、佳世さんは友だちとランチクルーズを楽しめるというところまで回復しています。

しかし、前述したように海馬や扁桃体に刻まれた恐怖の記憶はしつこいものです。予防のためには、最低2年くらい薬の服用を続けながら様子を見る必要があります。そして、さすがに恐怖の記憶が鎮まっただろうという頃合いを見計い、薬を減らし、やめていき、特に問題がなければ治療は終結となります。

症例7 パニック障害③

コーヒーの飲みすぎでパニック障害に!?

原因不明の動悸に不安

市役所に勤めている袴田亮二さん（仮名・38歳）は、通勤にはいつも車を使っています。渋滞はほとんどなく家から20分程度で職場に着くのですが、あるとき運転していると急に心臓がバクバクしはじめました。

動悸はすぐに治まりましたが、そのときは「なんだろう?」とちょっと不審に思っただけで、そのことは忘れていたのです。ところが昼食を食べ、自分のデスクで休憩していたとき、再び心臓のバクバクが始まったのです。今度はなかなか治まりません。亮二さんは不安を感じ、救急車を呼ぶべきではないかと考えたのですが、屋上に出て深呼吸したらバクバクは治まっていきました。

亮二さんにはとくに大きなストレスがあったわけではなく、また心臓疾患の既往もありません。こんなに心臓がバクバクすることも初めてです。翌日、亮二さんは病院へ行って検査を受けました。しかし、異常は発見されませんでした。

突然の心臓のバクバクはその後も頻回に起こり、このことに恐怖を感じるようになった亮二さんはとうとう外出できなくなってしまいました。

心臓バクバクの原因はコーヒーだった？

亮二さんは、精神科クリニックを受診しました。そしてパニック障害と診断され、「不安になったらこれを飲んで様子をみてください」と抗不安薬が処方されました。

しかし、いったんは薬で治まっても不安とバクバクは続きます。医師からは「朝昼晩と不安になったらそのたびに薬を服用しましょう」と言われましたが、だんだん効かなくなっていくし、これ以上薬を増やしていいのか疑問だったので、医師に訊ねました。すると「これは治りにくい病気なので、なんとか病気と付き合っていくしかない」と言われてしまいました。

佳世さんの例もそうでしたが、パニック障害に対して、多くの精神科医はデパス、ソラ

パニック発作に好ましくないもの

タバコ	絶対に良くないので、少しずつ減らしていきましょう。喫煙者の場合、1日5本以内が目標です。それが難しいのであれば、キッパリやめることをお勧めします。
カフェイン アルコール 炭酸飲料	人によってはカフェイン、アルコール、炭酸飲料などで発作が出やすくなることがあります。コーヒーは1日3杯、ビールは1本など量の調節が必要です。
夜更かし	睡眠時間の不足からパニック発作が起きやすくなることがあります。極力規則正しい生活を送りましょう。

ラックスに代表される抗不安薬を処方します。そして薬の耐性ができて効かなくなると薬を増やすというパターンで、長期にわたりパニック発作で苦しんでいる人が多いのです。なかには薬物依存のようになってしまう人もいます。

以上の経緯で今後の治療に不安を感じた亮二さんは、セカンドオピニオンを求めて私の診察室にやって来ました。

診察の結果、亮二さんは典型的なパニック障害であることがわかりました。そこで抗不安薬はもう使わないように指示し、少量のSSRI系抗うつ薬を処方しました。それでだいぶ落ち着いたのですが、まだ心臓がバクバクすることがあると言います。

亮二さんの生活習慣を徹底的に聞いてみると、やはり睡眠不足であることがわかりました。それから、亮二さんはコーヒーが大好きで1日に20杯くらいは飲んでいる、と言うのです。コーヒーに含まれるカフェインの摂りすぎは、神経を興奮させるのでパニック障害によくありません。

そこで亮二さんに睡眠改善の指導をし、コーヒーをできるだけ飲まないようにと伝えました。まったく飲まないのは無理だと言うので、1日3杯以内と約束しました。

この病気を心から治したいと思っていた亮二さんは、コーヒーは朝1杯、午後1杯と自分で決めて守ってくれました。そして睡眠リズムも生活習慣を改めることで改善されました。すると間もなく心臓のバクバクは起こらなくなり、その後、半年ほどで薬もやめることができたのです。

パニック障害はほぼ100%、治る

パニック障害はストレス性疾患のなかでは比較的治りやすい病気です。何年もこの病気のために薬を飲み続けているのは、間違った治療が行われている可能性があります。

精神科医がパニック障害の患者さんに安易に抗不安薬を出し、対症療法的にどんどん薬を増やしていくのは、この病気を簡単に考えすぎているからではないかと思います。

精神医学が昔から中心のテーマとして取り組んできたのは、統合失調症や双極性障害、うつ病などです。パニック障害、あるいは次に説明する社交不安障害や強迫性障害などの不安障害は、昔はまとめて「神経症」と呼ばれていました。これは悩んでいるうちに精神状態が不安定になるノイローゼという意味合い程度のもので、そういうものは統合失調症などに比べれば軽いものだと、そのように捉える風潮が精神医学界にはあります。「病気とうまく付き合って」という言葉が出てくるのも、そのためでしょう。

最近では脳科学の進歩によりこれらの神経症も細かく分類され、そのメカニズムも明らかになりつつあります。そのおかげで的確な治療を行えば、95％以上の確率でパニック障害は治るようになりました。しかし、安易に軽く考えて患者さんを投薬だけで放置すると、こじれて治らなくなってしまうのです。

パニック障害は一生付き合うような病気ではない、ということだけは覚えておいてほしいと思います。

PART 4 社交不安障害

社交不安障害は、人前でのスピーチ、署名、電話の応対、会食といった行動に対して極度に不安や緊張を感じて、それ自体ができなくなってしまう不安障害に属する病気です。

どのような場面に不安を感じるかは患者さんそれぞれで、他人の目が気になる「視線恐怖」、自分の顔が赤くなることを心配する「赤面恐怖」、他者との会食場面に恐怖を感じる「会食恐怖」、大量の汗を気にする「発汗恐怖」、電話に出られない「電話恐怖」などがあります。パニック障害と同じように予期不安（また同じように失敗するのではないか）が強くなり、そのような場面を避けるようになると、さらに症状は悪化していきます。

治療は、抗不安薬などの薬に必要以上に頼らず、集団認知行動療法などの心理療法をしっかり活用することがポイントとなります。的確な方法がとられれば、確実に良くなっていく病気です。

症例8 社交不安障害①

結婚が決まったけれども、披露宴が怖い

会議でしゃべれないから、トラック運転手になった

竹山四朗さん（仮名・28歳）は、トラックの運転手さんです。このたびめでたく結婚することになったのですが、披露宴の最後に新郎として謝辞の挨拶をしなければなりません。「とてもできないから」と最初は断りましたが、奥さんになる女性から懇願され、自分でもなんとかしたいという思いから挨拶を引き受けることにしました。そして「なんとかしてほしい」と、来院されたのです。

私は当初、挨拶ができないのは本人の思い込みもあるのではないかと考えましたが、それは違っていました。四朗さんはそもそも、人前では緊張してまったく話ができないため、やむを得ずトラックの運転手になったのだそうです

「別に車の運転が好きなわけじゃないんです。運転手なら、会議がありませんから」そう

言って苦笑いしていました。

いま、こういう人が少なくありません。人との交流が苦手で、学生のころは限られた友だちとしか付き合わず人間関係を避けてきましたが、社会人ともなるとそれができなくなります。それで仕方なく、ドライバーや警備員など一人でできる仕事に就くのです。望んでいない職業に逃避しているわけですから、結果として人生で発揮すべき自分の能力や可能性を押さえ込んでいることになります。そうなると本人の社会生活にも支障がみられることになるわけですから、社交不安障害としての治療対象になってくるのです。

4カ月でスピーチ恐怖を克服

四朗さんには、対人不安・緊張の軽減目的で集団認知行動療法を受けてもらいました。当初、四朗さんには自意識過剰の傾向があり、自分が人の目にはおかしく映っているだろうと確信しているところがあったのですが、集団療法を受けている自分の姿をビデオで見て「そんなことはない」ということが納得できるようになりました。4カ月ほどで人前でのスピーチができるようになり、披露宴の挨拶もうまくいったそうです。

症例9 社交不安障害②

私のからだが臭いから、みんな窓を開ける

子どものころの思い込みが発症のきっかけに

社交不安障害の患者さんには、昔に経験した何かのきっかけがずっと心に引っかかっていて、その記憶があるために「自分はおかしい」「嫌われている」「迷惑をかけている」という、間違ったイメージに取りつかれてしまっていることがあります。

しかし、それは多くの場合取り越し苦労であって、決して現実ではありません。そもそもきっかけとなった出来事も、本人のとらえ方が間違っていただけというケースが非常に多いのです。

田村美貴さん（仮名・26歳）は、自分の臭いが気になって人間関係がまったくつくれなくなってしまい、来院しました。近くで話していても体臭などは感じられません。でも美貴さんには自分のからだから漂ってくる異臭をはっきり感じとることができ、それを悟ら

れるのがなによりも恥ずかしく、イヤなのです。

私は、どうしてそう感じるようになったのかを尋ねてみました。すると、小学生のときの体験を話してくれました。

みんなと教室で遊んでいると、なぜか友だちが窓を開けることが多かったというのです。あるとき自分が教室に入っていったら、みんなが一斉に窓を開けたので、「ああ、自分は臭いんだなと確信した」というのです。

子どものころは視野が狭く、考え方も独断的です。思い込んでしまえば、なおさらでしょう。大人のように、相手の立場になって考えられません。このようなちょっとした偶然の積み重ねで、とんでもないマイナスイメージをつくりあげてしまうことがあります。

美貴さんには、あなたのからだは私には臭く感じられないということを説明した上で、「小学生のときのことも、友だちは教室で暴れていてからだが熱くなったから窓を開けたんじゃないのかな？　たまたまそのとき、あなたが教室に入ってきたんじゃない？　そう考えるほうが自然だよ」と伝えました。するとパッと顔が明るくなって「そうかもしれません」と言ってくれました。

こうしたカウンセリングだけで、治るきっかけをつかむ人もいます。

抗不安薬はできるだけ使わず、集団認知行動療法を

社交不安障害は患者さんのケースによりさまざまですが、たいていの患者さんは精神科クリニックで抗不安薬をもらって飲み続けています。しかし、社交不安障害は薬で治るものではありません。逆に薬で現実逃避をしていたらいつまでたっても良くならないということもあります。

ただし「自分は嫌われている」とか「誰かに見られている」といった強迫的な観念の強い重度の患者さんに対しては、セロトニン神経を安定させて不安を軽減するために、SSRI系抗うつ薬を使うこともあります。

中等度以下の社交不安障害には、基本的に薬は使いませんし、抗不安薬もよほどのときでなければ必要ありません。

実際の治療で有効なのは、社交不安障害の患者さんだけを集めて行う集団認知行動療法などの心理療法です。集団認知行動療法では、同じような悩みを抱えている人たちが、その悩みを共有し、みんなは自分のことをどう思っているのかといったようなことを話し合ってもらったりします。そうやって、「自分が思っているほど自分は周りからみておかし

社交不安障害の認知行動療法のタイムスケジュール

Pre	心理テスト（スクリーニング）
第 1 回	**心理講座**　社会不安障害のメカニズムについて、認知行動療法とは
第 2 回	**心理講座** 不安を理解しよう、リラクセーション法
第 3 回	**考え方の見直しをしよう** 自動思考・適応的思考について
第 4 回	**対人恐怖のからくり** 非合理的な考え方、気分転換する方法
第 5 回	**恐怖心を克服する行動計画を立てよう** 自己紹介のコツ
第 6 回	**人前での発表に慣れよう** ビデオフィードバック
第 7 回	**人間関係に自信が持てるようになるエッセンス①** 自己表現スタイルの違いに気付こう
第 8 回	**人間関係に自信が持てるようになるエッセンス②** アサーティブな関わりとは
第 9 回	**人間関係に自信が持てるようになるエッセンス③** 生活にアサーティブな関わりを取り入れよう
第 10 回	**再発防止の心得** 問題解決する方法、Post 心理テスト（効果測定）

くはないようだ」ということをお互いに認識するのです。

重要なのは、患者さん一人ひとりが社交不安障害という病気のメカニズムを理解することです。自分は、過去の失敗した経験などからたまたま自信を失い、再び失敗するのではないかと気にしすぎている、それが過度の緊張を生み出してよけいに失敗しやすくなっている、そういう悪循環なのだということを理解することが大切です。

集団認知行動療法は、社交不安障害の患者さんにそのことを理解してもらう上でとても有効な心理療法なのです。

歪んだ認知を修正することができれば再発しない

集団療法の進め方としては、一般的には最初に自己紹介をしてもらい、いまTVのワイドショーなどをにぎわせている話題をみんなでおしゃべりしたりして、緊張をほぐしていきます。そして、ある程度、場の雰囲気に慣れてきたら、二人一組になってお互いを観察してもらい、相手がどう見えるのかを話し合います。

また、そうした様子をビデオに録画しておきます。そして本人が「ダメだ、みすぼらしい、恥ずかしい、みんなの害になっている」と思い込んでいるような行動があれば、その部分を再生してみんなで見ます。そして「ぜんぜんおかしくない」といった意見を言ってもらい、本人も「そうでもないかな」と納得できるように進めていくのです。

そうやって自分の状況に対して客観的な理解が深まってきたら、宿題を出します。人前で字を書く、知り合いに話しかける、会議で発言するなど、その人が苦手にしていること、緊張することを、あえてやってもらい（エクスポージャー法）、次にみんなが集まったときに結果を報告してもらいます。

うまく行ったことは、みんなでポジティブにフィードバックして自信につなげてもらいます。たとえうまく行かなかったとしても、それをネガティブに捉えるのではなく、なんでうまくいかなかったのかに焦点を当てて話し合います。そして、反省点をふまえてみんなで模擬練習をして、家に持ち帰ってもらい実際の生活でやってみるのです。

また、カウンセリングでは、自分が失敗したり恥をかいたときのことではなく、褒められたり、異性にモテたり、努力したことが報われたりといった、大きな幸せを感じたときのことを思い出してもらい、自分に対して良いイメージを持つ訓練をしていきます。

こうやって少しずつ成功体験を積み重ねていき、自分への評価を上げ、社交的なスキルも身につけていくことで、自信がついてきます。そうなれば、自分のなかにつくられていた間違った感覚（歪んだ認知）は修正され、社交不安の症状は軽減していくのです。

PART 5 強迫性障害

強迫観念が強く、それを解消するためにさまざまな強迫行為をくり返すのが強迫性障害です。たとえば、鍵をかけて外出したのに何度も戻って、確認せずにはいられない、家に帰ったらドアを開ける前に右まわりに3周、左まわりに3周するという奇妙な儀式行為をしなければ家に入れない、また、それは自分でおかしいと思っていてもやめられない、こういった症状が強迫性障害の典型的なパターンになります。

強迫性障害は不安障害の一つとされますが、それ以外の不安障害と違ってほかの精神疾患がかぶっているケースも少なくありません。統合失調症の一症状として強迫症状が現れることもあり、診断や治療にあたっては慎重な対応が必要です。

精神症状が多彩であり、抗うつ薬や抗精神病薬を使わないと良くならない場合が多く、行動療法なども必要となるのですが、外来レベルの治療密度ではなかなか改善が期待できません。薬の副作用の心配もあるので、できれば入院して治療を受けることが望ましい疾患といえるでしょう。

症例10　強迫性障害①

お風呂から出られない、車を発進できない

思いがけないことがきっかけとなって

私が大学病院で研修医をしていたときのことです。

自分のからだがきれいになったかどうかが不安でお風呂から出られなくなり、もう1週間も入りっぱなしで、ふやけて死にそうだと、救急車で運ばれてきた男性がいました。かなり重度の強迫性障害の患者さんでした。

大学病院の精神科に入院となりましたが、その男性は1年後もほかの精神科病院で入院治療中でした。こうなると、簡単な病気ではありません。

清潔に対する強迫行為はけっこう多くみられ、手洗いを何十回も行う症状はその典型です。あるいは、自分がきれいにしたと思われるエリアを安全地帯として、そこに家族が入ってくるのを拒んで、とうとう家のなかにロープを張ってしまった患者さんもいました。

自分でも「それはおかしい」と思いながらも、そうするしかないのが強迫性障害の患者さんです。興味深いことに、患者さんは元々きれい好きではないことが多いのです。

車で通勤しているのに、どうしても車を出せなくなり、出社できないと来院した男性もいました。きっかけは、免許の更新でした。

講習ビデオに「車を発進するときは運転席から見えないところで子どもが遊んでいるかもしれません。必ず車の周囲を確認しましょう」という映像があって、それ以来不安になってしまったのです。何度も車の前後を確認しますが、どうしても発進できません。なんとか発進しても、人を轢いてしまっていないか気になり、何度も路肩に停車して確認しなければならず、会社についたら昼過ぎということもあったそうです。

自動車事故というのは悲惨なものなので、その恐怖が強迫観念を呼ぶことはよくあることです。

強迫性障害には薬物療法が不可欠

同じ不安障害でも前述の社交不安障害では、薬物療法が絶対に必要ということはなく、認知行動療法のみで症状の改善が期待できる場合もありました。

これに対し、強迫性障害の治療には、薬物療法が絶対に不可欠です。そのあとの行動療法も大切ですが、強迫性障害の患者さんの場合、強迫観念からもたらされる不安が非常に強いものですので、まずは薬でこれをしっかりと抑えなければなりません。

薬物療法としては、ＳＳＲＩ系の抗うつ薬で強迫的な不安を落ち着かせるのが一般的ですが、ケースによっては統合失調症や躁うつ病の患者さんによく使われる「非定型抗精神病薬」を用いて不安の静穏化《せいおんか》を図ることもあります。

しかし、病歴が長く症状が重くなっていて、薬物療法だけでは良くならない場合も少なくありません。子どものころから、という患者さんもいます。

私は以前から強迫性障害の患者さんを診る機会が多かったのですが、比較的慢性重症化した患者さんが多いという印象を持っています。決して治らない病気ではないのですが、パニック障害や社交不安障害などと比べると、治療には時間がかかります。軽い人でも半年くらい、重い人は1年以上かかることもあります。重い場合には、薬を増やすのではなく、十分に症状を把握したうえで的確な行動療法を行っていく必要があります。

症例11　強迫性障害②

ご主人が帰宅したら、玄関で全裸にしてお風呂場へ直行

症状がエスカレートして家族を巻き込むように……

丸山里美さん（仮名・37歳）は30歳のときに結婚して家庭に入り、32歳で男の子を出産しました。穏やかで優しい女性でしたが、出産して子育てのストレスがたまったのか、まもなく強迫性障害を発症しました。

小さい子どもは、とにかく汚すものです。活発な男の子なら、成長するほど傍若無人に

散らかし、汚しまくっていきます。もともときれい好きだった里美さんは、子どものあとを追うように汚れたところを掃除し、服を脱がせて洗濯をし、という生活が続いていました。

ところがそれがエスカレートしたのか、今度はちょっとした汚れもガマンできなくなってきたのです。何かするたびに手を洗うので手洗いは1日に何十回にもなり、洗濯物は3回洗ってからでないと干せません。

ご主人から「強迫性障害だ」と言われて精神科クリニックを受診しましたが、良くなりません。そのうち通院しなくなったりしているうちに、症状はさらにエスカレートしていきました。家族を巻き込むようになったのです。

強迫性障害の症状はさまざまですが、進行すると家族にも強迫行為を強要するようになります。里美さんも、ご主人が汚いという思いから、ご主人に対していろいろなことを要求するようになりました。

たとえば、ご主人は帰宅してもすぐに家には入れません。玄関から上がる前にすべて服を脱ぎ、そのままお風呂場に直行して入浴しなければいけないのです。食事の前には手を洗わせられますが、石鹸をつけて3分間こすらないと許してもらえず、食卓につくこともできません。驚いたことに5歳の長男にもこういった手洗いは強要されていました。

また強迫性障害の患者さんには儀式的な強迫行為もよく見られますが、里美さんは家族にも儀式行為を強要しました。部屋に入るときは、必ず3回か7回、お辞儀してからでなければなかに入れません。3と7は、里美さんの好きな数なのです。

ご主人は家にいることさえ大変になって、会社から帰らずビジネスホテルに泊まったり、独身の友人の家に泊まらせてもらうようになりました。5歳の子どもにとっても、このことは大変なことだったことと思います。

そこまでエスカレートして、家族崩壊の危機を迎え、これはなんとかしなければということで、当院のストレスケア病棟での入院治療となりました。

3カ月の入院治療で寛解、ご主人も家に帰れた

強迫観念というのは自分でおかしいとわかっていても、心のなかに不合理な考えが勝手に湧いてくるもので、大きな不安の原因となっています。そして、患者さんはその不安を払拭するために強迫行為をくり返しているということになります。

この不安の原因となっている強迫観念を軽くするためには、抗うつ薬が必要です。私は里美さんにSSRI系抗うつ薬を処方しました。

こうして薬物療法により強迫観念が薄らいできた段階で、次は認知行動療法を行っていきます。

里美さんの場合、入院して3週間ほどで強迫観念が薄れてきたので、それから曝露反応妨害法と呼ばれる行動療法を試みました。

それまで里美さんは、自分のなかにある不安感を、強迫行為をくり返すこと（手洗い、洗濯、あるいは儀式行為）によって抑え込んでいました。しかしそれによってさらに不安感が大きくなり、さらに強迫行為をくり返すという悪循環に陥っていました。それを断ち切るために、強迫観念によってできなくなっていたことを少しずつ実行し、逆に強迫行為をガマンするようにしていくのです。

たとえば、汚いと思ったものでも触ってみる、手洗いの時間を短くする、洗濯は3回やっていたのを2回にする、といったことを実行していきます。それでも大丈夫だということを実感できるようになったら、今度はご主人と会う練習をしてもらいます。そして最終的には、ご主人がお風呂に入らなくても家にいられるようにしていくのです。

このように、苦手な場面や状況に少しずつチャレンジして、現実を克服していくやり方が曝露反応妨害法です。

また、思考中断法といって、強迫観念となる考えを無理やりやめてしまう訓練も併用します。さらに暗示的な手法も使うなど、薬物療法も含めてさまざまな治療法を組み合わせ、患者さんの強迫観念と行動を修正していきます。

里美さんの入院治療は3カ月に及びましたが、本人の前向きな治療努力もあり、症状は確実に改善し、退院後はご主人とも自宅で生活できるようになりました。1年後の現在はふつうに家事もこなしていますし、週4回のパートにも出られるようになっています。

PART 6 睡眠障害

睡眠は、心の健康にとって非常に大切なものです。よく眠れていないとうつうつとした気分になりますし、うつ病にもなりやすくなります。

多くの人は睡眠が大事であることは理解していますが、睡眠そのものについてはあまり十分に理解していません。この「睡眠への理解が浅い」ことによって睡眠障害が引き起こされているケースが、実は非常に多いのです。このため、睡眠障害の治療では睡眠教育や睡眠への認知行動療法が重要になってきます。

人の体内リズムは、夜に眠るようにできているので、その自然のリズムを保つ生活をしていれば誰でも眠れるようになります。最近の睡眠薬には安全性の高い薬もありますが、睡眠障害の治療においても睡眠薬は決して主役ではありません。

異なる2タイプの睡眠障害の患者さんを例にして、その対策を考えてみます。

症例12　概日リズム睡眠障害

朝どうしても起きられず、大学をあきらめかけた

何をどうしても朝起きられない

森澤翔太くん（仮名・22歳）は、高校2年生のときに初めて睡眠障害と診断されました。翔太くんは子どものころから優秀な成績で、高校も地域でいちばんの進学校に通っていました。私立の名門校ですから、小学校のころから塾に通い、夜遅くまで勉強していたということです。このように子どものころに夜更かしの習慣をつけてしまうと、体内時計がきちんと作動しないことによって引き起こされる、概日リズム睡眠障害になりやすいといわれています。

翔太くんは、高校2年生の秋ごろから朝起きられなくなって、学校へ行けなくなってしまいました。欠席日数が多くなり、受験勉強もきちんとできないなかで、それでも私立の理系大学としては上位の大学に進学したのです。

ところが、大学生になっても睡眠障害は治らず、学校へ通えません。2年間在籍しましたが、結局は放校というかたちでその大学は辞めてしまいました。そして、私が学校医をしている、首都圏近郊のとある私立大学に転入してきたのです。

しかし、大学が変わっても睡眠障害が治るわけがありません。学校医である私は、あるとき大学の相談室の先生から「朝起きられなくて授業に出られず、単位がまったく取れない学生がいる」と相談を受けました。それが翔太くんでした。

会って話をしてみると、とくに問題があるようには見えません。うつ病でもないし、発達障害もなさそうだし、回避性人格やアパシー（青年期にみられる無気力・無関心の状態）にも当てはまりません。まったくふつうの感じの聡明な青年でした。

ただ、とにかく朝が起きられません。まともに起きて大学へ行けるのは、1年のうち10日くらいしかなかったと言います。アパート暮らしですから親も心配して、朝起きる時間に電話するのですが、本人は「電話に出ても起きられないから出ない」そうです。

結局、親も本人も大学はあきらめることにしました。父親が会社をやっているので、そこで修行しながら睡眠障害を治していこう、ということになったのです。

睡眠を理解し、正しい「コツ」を知る

翔太くんの睡眠障害は、概日リズム睡眠障害と呼ばれるものです。太陽が昇り、朝起きて活動し、陽が沈んで夜眠るという体内リズムがくるってしまって起こる睡眠障害です。

この概日リズム睡眠障害も、きちんと治療すれば治ります。

ただし、とにかく朝起きられないのですから、治療のためには入院が必要になります。翔太くんも、1カ月ほど入院することになりました。

まず、本人が睡眠の仕組みというものを学んで理解することが必要です。そして、毎日一定の時間に起床し同じ時間に就寝する。朝起きたら日光を浴びる、散歩などの軽い運動を毎日行う、夜になったらあまり興奮するようなことはしないなど、良い睡眠リズムを得るための生活改善を行っていきます。

朝、日光を浴びることについては、起きる時間を一定にして、起きたら太陽光と同じ波長の光線を浴びる光療法を行いました。

こうして体内時計を太陽の1日の動きに合わせ、概日リズムをつくるのです。

次は睡眠に対しての薬物療法ですが、一般的なベンゾジアゼピン系と呼ばれる睡眠薬は、

睡眠を誘発する薬剤であり、この薬には依存性があることが知られています。薬がないと眠れなくなってしまうのでは困るので、できれば使いたくありません。最近では脳の覚醒度を下げて睡眠を安定させる新しいタイプの睡眠薬もあります。これは依存性が少ないので、こちらのほうは場合によっては使用することもあります。

また、メラトニンという睡眠ホルモンを活性化させる薬を使う場合もあります。メラトニンは夜と昼のリズムに合わせて睡眠と覚醒をコントロールするホルモンで、規則正しい生活を送ることにより安定して分泌されるようになります。このホルモンを薬でも活性化していこうというわけです。

良い睡眠を取るためのコツというのも、意外と知られていないので、しっかり教えて実践してもらいます。たとえば、睡眠時間は長ければ長いほど良い、ということはありません。睡眠日誌をつけて、自分が何時間くらい眠ればよいのかを把握し、ベッドに入る時間と起きる時間を決めていきます。

たとえば7時間は眠りたくて朝6時に起きなければいけないなら、夜の11時にベッドに入ります。眠れないといけないから念のために10時にはベッドに入ろう、というのはよくありません。睡眠時間制限法といって、自分が必要とする睡眠時間以外はベッドにいないように指導していきます。

朝起きられないことについて半分あきらめていた翔太くんでしたが、退院のころにはきちんと就寝時間に眠れるようになり、朝も起きられるようになっていました。そうなるとやはり大学に戻りたいという気持ちが強くなり、翔太くんは結局、大学に戻りました。その後、なんとか大学を卒業することもでき、いまは就職して、たいへん感謝されています。

症例13 精神生理性睡眠障害

「健康のために8時間寝るぞ」と思い込みすぎてノイローゼに

寝ようと悩んで寝られなくなった

大橋卓治さん（仮名・63歳）は、2年前に銀行を退職して悠々自適の生活を送っています。見るからに銀行員といった生真面目で几帳面なタイプで、現役時代は仕事もしっかりこなしていました。残業の毎日で、いつも寝るのは深夜1時ごろ。朝は6時に起きるので、睡眠時間は平均5時間くらいの日々でした。

卓治さんは、そんな日々の連続が健康に悪いと思っていたようです。定年退職になってからは、たっぷり時間もできたので十分に睡眠時間を取り、健康的な生活を取り戻して長生きをしたいと考えたそうです。

テレビや雑誌でいろいろな健康情報を仕入れ、複数のサプリメントや健康補助食品を摂取していました。夕方は30分のウォーキングを欠かさず行い、睡眠時間も健康のため毎日8時間しっかり寝るようにと決めていました。そして、夜10時に床につくようにしていたのです。

しかし夜10時といえば、退職前ならまだ銀行でバリバリ仕事をしていた時間です。卓治さんの体内時計では、まだ元気に活動している時間帯なのです。いくら健康のためとはいえ、そんな時間に無理やりベッドに入っても眠れるものではありません。ベッドのなかで悶々と過ごしているうちに12時になり、1時も過ぎてしまいますが、それでも眠れません。眠くない時間に無理に眠ろうとしてベッドに入るから、意識しすぎて神経が興奮し、かえって眠れなくなってしまったのです。

「こんなことなら仕事していたころのほうが早く眠れていたじゃないか」

せっかく健康のために8時間寝ようと思っていたのにと腹立たしくなり、さらに眠れなくなります。翌日も「今日こそは」とまた10時に寝ますが、やはり2時、3時になっても眠れません。こうして、卓治さんは精神生理性の睡眠障害（悩んで眠れない状態）に陥ってしまったのです。

「たくさん寝るのはもうこりごり」

初診時に卓治さんのお薬手帳を拝見すると、睡眠薬を3種類、抗うつ薬を2種類、抗精神病薬を2種類も飲んでいました。そして、私への最初の訴えは「眠れないからもっといい薬がほしい」でした。

話を聞くと、抑うつ的な気分はないし、何かに集中できないわけでもありません。昼間ぼーっとしているのは、過剰な睡眠薬のせいでしょう。抗うつ薬が出ていますがうつ病ではなく、ただ眠れないと悩んで眠れなくなっているだけです。

そこで、まず睡眠薬を1種類に減らしました。すると昼間が楽になったようで、「先生のことは信用できる」と評価していただき、通院するようになりました。

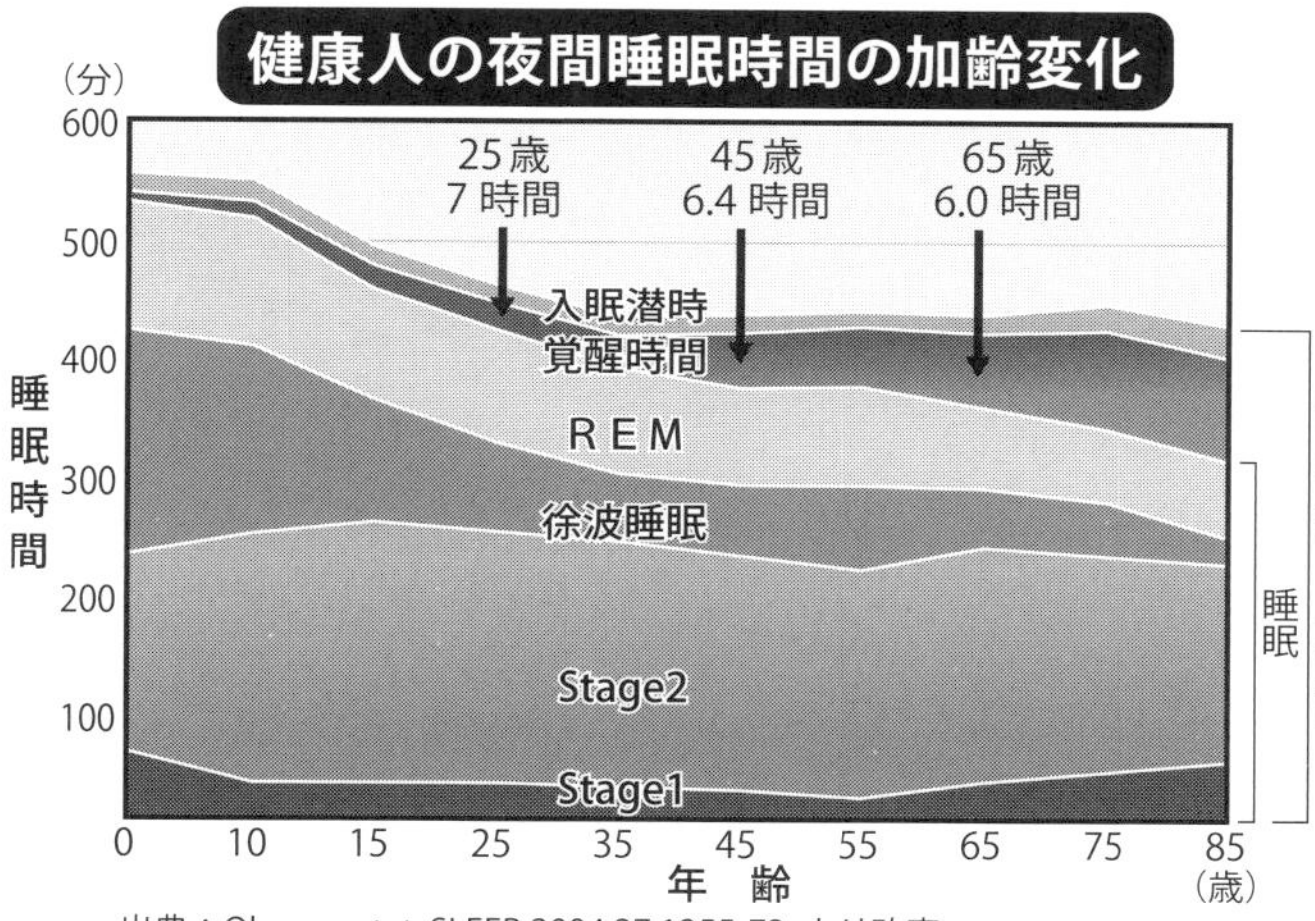

出典：Ohayon,etat.,SLEEP 2004;27:1255-73. より改変

それからは、カウンセリングで「睡眠衛生教育」を行っていきました。

8時間眠るのが健康的と考えている人はたくさんいますが、それは一つの常識のウソです。とくに卓治さんのような年齢になれば、5～6時間も眠れれば十分でしょう。

そもそも、勤めていたときは5時間程度の睡眠時間でしたし、それでとくに昼間眠くなるようなこともなかったのです。それなら5～6時間の睡眠でまったくOKなはずです。睡眠薬まで飲んで8時間眠る必要はまったくありません。以前の生活リズムに戻せばいいだけです。

このような話をして、卓治さんの睡眠に対する歪んだ考え方を修正していきます。

健康オタクの卓治さんにとっていちばん心に響いたのは、アメリカの有名な統計データでした。心臓病で死ぬリスクがいちばん低いのは7時間睡眠で、5〜6時間も悪くない、いちばんリスクが高いのが8時間、9時間の睡眠を取っている人だった、という話です。

睡眠への歪んだ認知を修正した卓治さんは、「たくさん寝るのはもうこりごりです」と考え方を改め、薬も最終的にはすべてやめることができました。いまでは毎日、気持ちよく6時間寝て、目覚めも最高だそうです。

PART 7
発達障害（アスペルガー症候群・注意欠陥多動性障害［ADHD］）

なんらかの先天的な脳機能のバランスの悪さにより、社会的な人間関係のなかで空気が読めず、社会そのものに適応しづらい人たちがいます。本人はいたって真面目でも一般的には非常識な人と捉えられがちで、「変な人」「困った人」というレッテルを貼られてしまいます。

学校や職場でくり返し問題を起こし自分でも困っていますが、自分の何が悪くて、どこをどう直せばいいのかがわかりません。生きにくい人生を生きなければならなくなります。先天的なものなのでストレス性疾患とはいえない部分もありますが、適応できないことが周囲からのイジメや圧迫につながって、大きなストレスを抱え続けることが少なくありません。そのために、うつ状態となり、病院を受診するケースが目立ってきています。

きちんとした診断を受け、本人も周囲（家族、友人、職場）もその障害を十分に理解しておくことが大切です。

症例14 アスペルガー症候群

実は、律儀で人への気遣いのある優しい人が多い

周りの理解が、職場復帰を支援

鳥山英司さん（仮名・24歳）は、某大手食品会社の工場で働いていました。しかしいろいろと問題を起こすということで職場の上司に伴われて来院され、診察や検査の結果、アスペルガー症候群であることがわかりました。

英司さんの会社はとても理解のある会社で、「良くなるまでは心配しないで会社を休んでいい」と言われたそうです。そこで、ストレスケア病棟に入院し、治療をスタートしました。

発達障害の治療において重要なのは、自分の抱えている問題について本人が良く理解し、いまここでの対人関係の問題に焦点を当て、問題解決型の心理療法を進めていくことです。

英司さんは、そういった心理療法の甲斐もあり、ある程度良くなったのですが、彼自身

はまだ不安を持っています。治療過程のなかで学習したことが実際の職場の場面で活かされるかどうかが不安なのですが、それはたしかに未知数で、やってみなければわかりません。また、職場の上司や同僚の、障害に対する理解がなければ、最終的にはうまくいきません。

そこで、直属の上司に病院に来ていただいて、英司さんの障害についての説明をすることにしました。上司は快く応じ、真剣に説明を聞いてくれました。

その後、英司さんは職場に復帰しました。会社の人事部も職場の仲間たちも、彼の復帰支援にとても熱心でした。「なんとか彼と一緒にやっていきたい、それにはどうしたらいいのか」ということをみんなで考えてくれて、アスペルガー症候群についての勉強会まで開いているそうです。素晴らしい職場だと思います。

アスペルガー症候群の患者さんは、元々律儀で優しい人が多いようです。物心つくころから他人と打ち解けることができず、いつも疎外感があるけれども、自分ではその解決策がわかりません。人とうまくやるにはとにかくまわりに気を遣うしかありません。

映画の『フォレスト・ガンプ』や『レインマン』の主人公には、その感じがよく表現されているように思えます。愛されるべき存在なのです。

英司さんの場合も、その魅力的な人間性の部分が職場の理解を生み、みんなの応援につながったのではないかと思います。周囲の理解は、非常に大切です。

症例15 注意欠陥多動性障害（ADHD）

ADHDでもふつうに仕事ができるようになる

無意味な作業を8時間も続けていた

田村香織さん（仮名・24歳）は、短大を卒業しましたが就職することができず、本を読んで「自分はADHDではないか」と考えるようになりました。精神科クリニックを受診すると、医師は「そのとおり」と、香織さんが思っていたとおりの診断を下しました。

香織さんは診断書を出してもらい、障害者雇用枠で事務職として就職しました。

ところが、毎日の業務をこなしているうちに支障が起こってきます。ADHDの人は集中するとほかのことが何も見えなくなってしまうので、香織さんは会社にいる間、8時間もあまり意味のない同じ作業をし続けてしまうのだそうです。休憩のタイミングもわかりません。帰ってくるとぐったり疲れてそのままベッドに直行です。

また、ＡＤＨＤの人は音に敏感なことが多く、ふつうの人なら気にならないようなちょっとした雑音に驚いたり、不快を感じます。香織さんは電車のガタンゴトンという音が嫌いで、通勤だけで大きな苦痛を感じていました。そんなことが重なって、とうとう会社に行けなくなってしまったのです。会社は、香織さんにはリワークプログラムが必要だろうと考え、紹介を受けて当院への受診となったわけです。

自分の状態を理解し、対処法を身につけることが大切

ＡＤＨＤなどの発達障害は先天的なもので、子どものころから何らかの問題を抱えているのが通例です。しかし、香織さんのように気づかれないまま大人になり、社会と関わるようになって初めて問題が起こってくる人も少なくありません。まわりはもちろん、本人も、大人になるまでＡＤＨＤとは思ってもいないので、性格的な問題と認識されてしまいます。

香織さんも大人になって初めて障害とわかったので、自分のＡＤＨＤという問題はどういうものなのか、どのように対処していけばよいのかということが、まったく教育されていませんでした。そこで、リワーク準備入院というかたちで当院のストレスケア病棟に入院してもらいましたが、治療プログラムには復職訓練よりもむしろ香織さんが必要としている行動療法や外出訓練を主として組み込んでみました。また、よけいな音を拾ってしまって困っているので、それに対処する薬を少量使いました。

さらに、職場の同僚や上司、あるいは家族にも、ＡＤＨＤについて勉強してもらうことが必要でした。幸いに障害者枠で採用されていたので、職場の人たちの理解は得られやすかったと思います。治療はスムーズに進み、約1カ月の入院を経て香織さんは復職することができました。復職後は職場の理解を得られたこともあり、自分のペースをつかんで安心して仕事ができるようになっています。

ＡＤＨＤの場合でも、アスペルガー症候群同様、本人が障害について十分理解し、問題が起こる前に自分なりに対処することを学習していくことが重要です。それが可能になれば、そして周囲の理解があれば、ＡＤＨＤであってもふつうに仕事をこなし、人生を謳歌できるようになるのです。

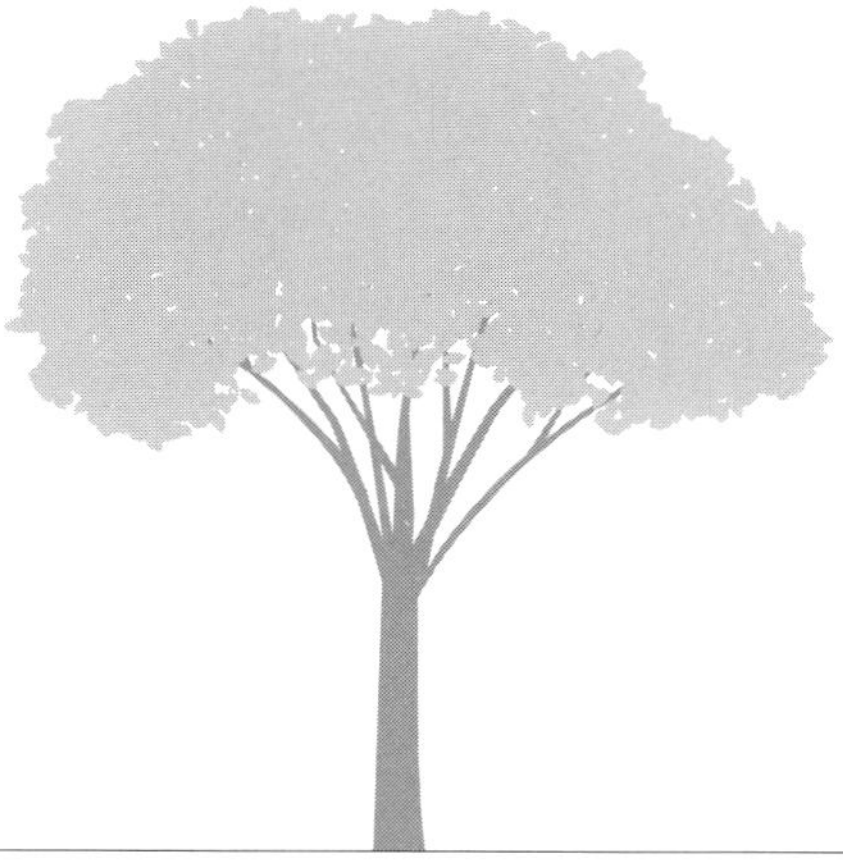

エピローグ

言霊の力を信じて

精神科医の一言は外科医のメスと同じだ！

「言霊《ことだま》」という言葉をご存じでしょうか？

古代から日本において言葉に宿ると信じられてきた霊的な力を私たちの祖先は、言霊と呼んできました。

柿本人麻呂が万葉集で「言霊の幸ふ国」と詠んだのは、まさに日本のことであり、日本は言霊の力によって幸せがもたらされる国とされてきました。そんなスピリチュアルな言語である日本語は、私たちの心にずっと以前から染み込んだものであり、私たちが良い言葉を発すれば、私たちの心に必ず良い変化をもたらしてきました。

私は、「心の治療者」として言葉をとても大切にしています。患者さんの診察にあたり、忌み言葉は絶対に使わないというルールで20年間仕事をしてきました。うつ病の患者さんの多くは、自分らしさを見失い、自尊感情を低下させています。また、先の見えない不安から常に力を抜くことができずにいます。そんな患者さんに対し、「ほっとできる一言」を絶妙の間で言えれば、それは、どんな薬や心理療法にも勝るものと私は確信しております。

研修医時代に先輩から教えられた忘れられない一言があります。

それは、「精神科医の一言は、外科医のメスと同じだ！」というものです。この言葉は、私の精神科医としての言霊であり続けました。

「心に響く医療」の究極は、治療者の人としての声、言霊であり、その一言により患者さんの自然治癒力が高められる医療です。この不確実性の時代だからこそ安心できる一言が心に響くのです。

私は精神科医として生きている限り、この「心に響く医療」をずっと求め続けていくつもりです。

あとがき

ストレス性疾患で受診する患者さんの数が、以前では考えられないほど増加しています。うつ病の患者さんが、ここ10年間で2・5倍に増加したという報告もあります。いまやうつ病は、ありふれた疾患となってしまいました。

IT化に代表される現代文明は、結果的に人間を人間本来の姿から遠ざけることになり、私たちが感じるストレスの質も量も人知を超えたものとなってしまいました。現代を生き抜かなければならない私たちは、さまざまな面から追い詰められてきているのです。

患者さんの心の病み方もいちようではなくなり、幅が広がってきています。また、それぞれの患者さんが感じている悩みや不安から、底知れぬ深みも感じられます。

精神科医の仕事は、その現代人の抱える悩みや不安を決して放置せず、どこまでも追いかけ、個々の患者さんを理解するところにあるのかもしれません。少なくとも、その努力はますます必要になってくるでしょう。

当院では、ホリスティック医療の実践にあたり、さまざまな療法やリラクゼーション・

プログラムをストレスケア病棟やホリスティックデイケア（うつ病専門のデイケア）のスタッフが中心になり提供しています。

しかし、個々の患者さんの自然治癒力を高めていくには、まだまだ十分なものとはなっていません。ストレス性疾患を抱える多くの人にとって真に有効な療法を、これまでの常識にとらわれることなく、これからも開発し実践していくことが、われわれに強く求められる責務だと考えております。

エビデンスを追求する現代医療が苦手としている、自然治癒力を引き出すという視点からの医療、ホリスティック医療にこそ、ストレス性疾患の患者さんが疾病状態から回復する鍵、あるいは、人としての尊厳を回復する鍵があると思います。薬物療法を主とした西洋医学に偏りすぎず、患者さん個々を診て、さまざまな療法をバランス良く取り入れることで、今後の精神科医療がますます発展することを望みます。

今回、出版に際してご協力いただいた皆様に心より感謝申し上げます。

うつ・心《こころ》の病気《びょうき》 本気《ほんき》で治《なお》したいあなたに贈《おく》る本《ほん》

2016年8月17日　初版第1刷

著　者 ―――――――― 信田広晶《しのだひろあき》
発行者 ―――――――― 坂本桂一
発行所 ―――――――― 現代書林
〒162-0053　東京都新宿区原町3-61 桂ビル
TEL／代表　03(3205)8384
振替00140-7-42905
http://www.gendaishorin.co.jp/
カバー・本文デザイン ―― 吉﨑広明(ベルソグラフィック)
図版 ――――――――― 宮下やすこ

印刷・製本：広研印刷(株)
乱丁・落丁本はお取り替えいたします。
定価はカバーに
表示してあります。

本書の無断複写は著作権法上での例外を除き禁じられています。購入者以外の第三者による本書のいかなる電子複製も一切認められておりません。

ISBN978-4-7745-1577-9 C0047